高等职业教育创新与改革教材

人体解剖生理学实训指导与同步习题集

（供医学、药学、食品、营养、保健、护理等专业使用）

主　编　陈辉芳　周海波　江振友

主　审　易建华（中山大学第一附属医院东院）
　　　　夏　红（广州番禺中心医院）
　　　　徐兴才（广东岭南职业技术学院）

副主编　孙平华　宁语琦　廖国超
　　　　曹　华　聂　阳　杨曙明

编　者　（以姓氏笔画为序）
　　　　宁语琦（湖南省隆回县桃洪镇思源实验学校）
　　　　刘　芸（广州市医药职业学校）
　　　　江振友（暨南大学）
　　　　阮仲航（广东岭南职业技术学院）
　　　　孙平华（暨南大学）
　　　　杨曙明（海信厨卫系统有限公司）
　　　　陈辉芳（广东岭南职业技术学院）
　　　　周海波（暨南大学）
　　　　姚　莉（广东科贸职业学院）
　　　　聂　阳（广东食品药品职业学院）
　　　　曹　华（广东岭南职业技术学院）
　　　　彭真福（广东岭南职业技术学院）
　　　　程哲灏（广东岭南职业技术学院）
　　　　廖国超（广州中医药大学）

中国健康传媒集团
中国医药科技出版社

内 容 提 要

本书系"高等职业教育创新与改革教材"之一,全书分为人体解剖生理学实验实训指导和练习题两大部分。共包括四篇内容,第一篇介绍了人体解剖生理学实验实训总的要求及其实验的作用意义等;第二篇则介绍了人体解剖生理学实验实训项目,包括了20个基础性实验实训项目和11个综合性实验实训项目;第三篇阐述了人体解剖生理学常用实验动物的生物学特征及实验基本操作技术;第四篇为人体解剖生理学习题。为方便教学,本书同时提供大量综合目标自测题,与第四篇习题答案以二维码形式呈现。本书编写遵照从易到难的原则,便于读者掌握对应的人体解剖生理学知识。

本书增加了许多企业、医院工作岗位上的实用知识和技能,与企业行业发展趋势结合紧密,提高了本书的实用性。本书是医学、药学、食品、营养、保健、护理等专业人员进行人体解剖生理学课程学习的参考书;可作为高职院校及本科院校医学、药学、食品、营养、保健、护理等专业人体解剖生理学实验教材。

图书在版编目(CIP)数据

人体解剖生理学实训指导与同步习题集/陈辉芳,周海波,江振友主编 . —北京:中国医药科技出版社,2020.9

高等职业教育创新与改革教材

ISBN 978 - 7 - 5214 - 1974 - 0

Ⅰ.①人⋯ Ⅱ.①陈⋯ ②周⋯ ③江⋯ Ⅲ.①人体解剖学 - 人体生理学 - 高等职业教育 - 教学参考资料 Ⅳ.①R324

中国版本图书馆 CIP 数据核字(2020)第 155952 号

美术编辑 陈君杞
版式设计 友全图文

出版 **中国健康传媒集团** | 中国医药科技出版社

地址 北京市海淀区文慧园北路甲 22 号

邮编 100082

电话 发行:010 - 62227427 邮购:010 - 62236938

网址 www. cmstp. com

规格 787 × 1092 mm $\frac{1}{16}$

印张 13 $\frac{3}{4}$

字数 289 千字

版次 2020 年 9 月第 1 版

印次 2020 年 9 月第 1 次印刷

印刷 三河市万龙印装有限公司

经销 全国各地新华书店

书号 ISBN 978 - 7 - 5214 - 1974 - 0

定价 **60.00** 元

获取新书信息、投稿、为图书纠错,请扫码联系我们。

前　言
PREFACE

　　高等职业教育医药类相关专业"人体解剖生理学"课程的教学内容由"组织学"、"解剖学"和"生理学"三部分内容组成，其相应的教材《人体解剖生理学》和《人体解剖生理学实验》国内版本一直较少，多年来大多数学校一直借用高等医学院生命科学专业（本科）和医药各专业使用的《人体组织解剖学》《人体及动物生理学》《人体组织解剖学实验》《人体及动物生理学实验》《人体解剖学》《组织胚胎学》《生理学》等教材。这些教材一方面"人体结构学"与"人体生理学"等内容分编，不便于使用；另一方面高职高专学校或应用型本科院校的生物类、医药类专业与全日制普通本科医学院校的生命科学专业（本科）及医药类专业在培养目标和教学课时上有很大差别，使用这些教材有诸多困难。

　　中国医药科技出版社适应形势要求邀请有丰富教学经验的资深教师，编写系列高职医药类教材以更好地适应高职医药专业教学之需要。此系列教材包括了《人体解剖生理学》理论教材及与其配套的《人体解剖生理学实训指导与同步习题集》。本书突出了以下几个方面的特点。第一，将"组织学实验""解剖学实验""生理学实验"内容有机地整合在一起。第二，将整个实验分为基础性实验实训项目和综合性实验实训项目，综合性实验实训项目可满足学生参加人体解剖生理学技能大赛的培训需求。第三，适应当前教学改革，突出培养学生"探索式"学习的能力与习惯，例如在相应实验课的基础上启发和引导学生深入"探索"，其实验思考题也都选用具有"探索性"的问题。第四，在内容上更加适应医药类专业相关教学内容。第五，编写者以习题的形式系统地给读者归纳总结了人体解剖生理学各章节的重要知识点和技能，方便读者自学和掌握知识。第六，习题的编排都是自浅入深，启发读者深入思考、自学，培养学生自主学习能力。第七，综合目标自测题及全部习题答案统一设计成以二维码的方式呈现，方便读者使用。

　　本教材在编写、审定和出版过程中，得到了中国医药科技出版社领导的支持和广东岭南职业技术学院药学院领导的指导以及兄弟院校专家的指导和帮助，在此深表谢意！易建华（中山大学第一附属医院东院）、夏红（广州番禺中心医院）及徐兴才（广东岭南职业技术学院）等专家教授对全文进行了仔细审核，提出了许多建设性意见，在此表示感谢；同时宁语琦老师（湖南省隆回县桃洪镇思源实验学校）对全书的语言文字进行了全面的审读和检查；杨曙明先生（海信厨卫系统有限公司）对全书的图片和表格进行了制作和美化处理；孙平华教授（暨南大学）对全书的实验项目等内容进行了全面的修改，在此一并表示感谢！

　　尽管在教材编写过程中参阅、消化了大量文献，对教材内容也进行了反复斟酌和调整，由于水平所限，难免还存在疏漏和不当之处，敬请各位专家、读者批评指正。方便再版时进行修订。

编　者

2020 年 8 月

目 录

CONTENTS

第一篇 人体解剖生理学实验实训总论

第二篇 人体解剖生理学实验实训项目

第三篇　人体解剖生理学常用实验动物的生物学特征及实验基本操作技术

第四篇　人体解剖生理学习题

人体解剖生理学实验实训总论

人体解剖生理学是一门实验性的科学。从发展上看，它所以能成为一门独立的学科，应归功于 17 世纪的英国著名医生威廉·哈维（Willian Harvey）。哈维采用活体解剖法和动物实验法在多种动物体上进行研究，并在人身上进行观察，才得出血液循环的正确结论，于 1628 年出版了《心血运动论》。所以，生理学是建立在实验和观察基础上的，充分说明了生理学实验对生理学创立和发展的重要作用。因此国内外生理学家无不重视生理学实验课，因为一个只能记忆生理学概念而不会动手的人，是不可能对实验性学科做出贡献的。

第一章　人体解剖生理学实验实训概述

一、课程简介

人体解剖生理学由人体解剖学和人体生理学两部分组成。人体解剖学属于形态学，是研究人体形态结构及其规律的一门科学。人体生理学是研究生命活动基本规律的一门科学。本课程是药学专业学生必修的重要课程。

二、实验的地位、作用和目的

实验教学是人体解剖生理学的重要组成部分。通过本课程的实验教学加深学生对正常人体解剖结构、正常人体基本组织、主要器官及其生理机能的理解，掌握人体解剖生理学实验的基本操作技能，培养和提高学生对实验现象与结果的观察、分析与解决问题的能力。

人体解剖生理学实验课是医药院校专业教学中一门重要的基础实验课程。它包括人体和动物的大体结构解剖学实验及生理学实验，具有较强的直观性和操作性，融观察、分析、检测、验证和操作等能力培养于一体，是一门理论性与实践性都很强的基础技能方法课。其主要目的有如下几点。

1. 通过实验使学生逐步掌握人体解剖生理学实验的基本操作技术，了解人体解剖生理学实验设计的基本原则，进一步了解获得人体解剖生理学知识的方法，可让学生通过直接观察获得人体解剖生理学的基础知识，验证和巩固人体解剖生理学的某些基本理论。

2. 通过实验可让学生掌握人体解剖生理学实验的基本操作，并学会使用常用的手术器械和部分实验仪器使学生逐步提高对实验中各种生理现象的观察能力、分析能力、独立思考和独立解决问题的能力。

3. 在实验过程中，逐步培养学生理论联系实际和实事求是的科学素养，包括培养学生在科学工作中严肃的态度和严谨的作风。

三、人体解剖生理学实验课的基本要求

提高人体解剖生理学实验课的教学质量，需要教师和学生的共同努力。因此，实验课的要求包括对教师和学生的要求两个方面。

（一）在实验实训过程之前

1. 人体解剖生理学实验是在生命机体上进行的，易受各方面因素的制约和影响，实验前进行集体备课是保证实验顺利完成的基本条件。集体备课应在主带教师的统一指导

下进行，负责实验的人员（包括教师、实验技术人员）全部参加。在备课中，明确实验的目的要求、统一实验的方法步骤、规定实验的项目和内容，并要求教师熟练掌握。

2. 学生必须仔细预习实验指导，了解实验的目的要求、基本原理、简要的操作步骤及注意事项。实验课开始后，教师如发现学生未预习，应令其停止实验，待预习后再进行。

3. 学生应复习有关理论，尤其是要结合实验内容复习相关的理论知识，充分理解实验课的内容，以便提高实验过程中的主动性和效率，并进一步巩固有关理论知识。

4. 预测实验应得的结果以及可能出现的结果。

5. 检查实验器材是否完备；熟悉实验仪器的性能和基本操作方法。

（二）在实验实训过程之中

1. 教师应严格要求学生，对必须学会的基本操作技术应一丝不苟进行检查和考核，培养学生的科学素养和分析问题、解决问题的能力。

2. 学生应自觉遵守实验室的相关规章制度。严格按实验步骤认真仔细地进行各项操作，以实事求是的科学态度对待每一项实验，耐心、仔细地观察实验过程中出现的现象，及时在实验报告上做好记录，对教师讲解过程中提到的需要注意的问题做好记录；并联系理论知识思考如下问题。①发生了什么现象？②为什么会出现这样的现象？③这样的现象有何意义？对各种生理现象的原因、意义进行分析与思考，不得进行与实训内容无关的活动。

3. 实验器材要安放整齐，布局合理，便于操作。要保持清洁卫生，随时清除污物。实验桌上不得放置与实验无关的物品。

4. 爱护仪器与实验动物，注意节约各种实验材料。公用物品在使用完毕后应放回原处，以免影响别人使用。

5. 保持实验室安静，不得嬉笑与高声谈话，以免影响别人实验。

6. 注意实验小组内的团结、配合与分工协作，培养学生团队合作精神。

（三）在实验实训过程之后

1. 学生应将实验用具整理就绪，放回原处。所用手术器械必须擦洗干净。实验用具如有损坏或缺少，应立即报告指导教师。作好实验室的清洁卫生工作。

2. 妥善处理实验动物，如实验结束后动物尚未死亡，应在教师指导下处死，而后放于指定地点。

3. 认真填写实验仪器的使用登记本（卡）。

4. 课堂上，当场将原始记录交任课教师签名确认；实训课后整理、分析实验结果，认真书写实训报告；按时交给任课老师批阅。

5. 教师应认真批改实验报告。如发现不符合要求的实验报告，应指明问题，退回重写。

总之，通过观察标本、模型，结合活体观察等方式，熟悉人体各器官的形态结构、毗邻及其相关间关系，达到理解基本理论、巩固基础知识和掌握基本技能的目的，为学习其他药学课程打下坚实的基础。通过学生操作和模拟实验等方式，正确使用 Med-Lab 生物信号采集系统，熟练使用常用手术器械。掌握常用生理数据的测量方法和实验动物的正确捉拿和给药方法。能按该教材的要求，熟练掌握常用的实验技能，认真观察实验现象和正确读取数据，并有初步的数据分析能力，培养学生实事求是的科学态度。

四、实验室规则

1. 遵守学习纪律，准时上下课。实验期间不得借故外出或早退。特殊情况下，应向教师请假。

2. 必须严肃认真地进行实验操作、观察实验结果。实验期间要保持安静，不得进行任何与实验无关的活动。

3. 实验所得数据及实验记录，需经教师审核，否则不得结束实验。

4. 各组的仪器和用品，由本组使用，不得与别组调换，以免混乱。如遇仪器损坏或丢失，应报请教师处理。

5. 爱护公共财物，注意节约各种实验用品。实验动物按组发给，如需补充使用，须经教师同意才能补领。

6. 保持实验室清洁整齐，随时清除污物。实验完毕后，应将实验器材、用品收拾妥当；将手术器械擦洗干净，清点数量，放回原处。经教师检查后才能离开实验室。

五、设备及器材材料配置

人体解剖生理学实验使用的主要仪器设备及器材：显微镜、组织切片、模型、标本、动物器官（如心脏、肾等）、解剖台、医用手套、MedLab 生物信号采集处理系统、换能器、血压计、恒温浴槽、蛙类和哺乳类手术器械。

六、实验项目与内容提要

以下实验实训项目的设计主要针对高职药学专业安排的，其他不同专业及不同学校可以此为参考，实验实训项目的选择可视自身实验条件和专业要求作一些必要的调整。

序号	实验名称	目的要求、内容提要	每组人数	项目学时	项目类型	必做选做	开设地点
1	人体动脉压的测定及运动、体位对血压的影响	掌握运动和循环系统各器官的形态与结构特点	2	2	基础性	必做	人体解剖生理学实验室
2	胸内负压的测定，食管、胃和小肠运动的观察	掌握呼吸与消化系统的形态与结构特点	2	2	基础性	必做	人体解剖生理学实验室
3	大脑皮层诱发电位	掌握神经系统的形态与结构特点	2	2	综合性	必做	人体解剖生理学实验室

续表

序号	实验名称	目的要求、内容提要	每组人数	项目学时	项目类型	必做选做	开设地点
4	人的视野与盲点测量	掌握感官系统的形态与结构特点	2	2	基础性	必做	人体解剖生理学实验室
5	基本组织切片的观察	掌握显微镜的使用方法和人体各组织、器官的显微结构	1	2	基础性	必做	人体解剖生理学实验室
6	实验总论	实验概论，实验常用仪器和设备，动物实验基本操作技术等	2	2	综合性	必做	人体解剖生理学实验室
7	刺激频率、刺激强度与骨骼肌收缩形式的关系	观察不同电脉冲刺激强度和刺激频率对肌肉收缩的影响，以了解刺激强度和刺激频率与肌肉收缩的关系	2	4	基础性	必做	人体解剖生理学实验室
8	神经干动作电位测定及兴奋传导速度和不应期测定（模拟实验）	运用电生理实验技术测定蛙类坐骨神经干的单相、双相动作电位，并观察神经损伤对其的影响；了解测定神经兴奋传导速度的基本原理和方法	2	2	综合性	必做	人体解剖生理学实验室
9	蛙类离体心脏灌流及药物影响（模拟实验）	利用离体蟾蜍心脏标本观察离子、药物等因素对心脏活动的影响	2	2	综合性	必做	人体解剖生理学实验室
10	家兔动脉血压的神经与体液调节	观察心血管活动的神经体液性调节；学习哺乳动物动脉血压的直接测量方法	3~4	5	综合性	必做	人体解剖生理学实验室
11	呼吸运动调节	观察血液中化学因素（PCO_2、PO_2 和［H^+］）改变和迷走神经对家兔呼吸运动的影响，初步探讨其作用机制	3~4	3	综合性	必做	人体解剖生理学实验室
12	影响尿生成的因素	学习膀胱插管手术方法，观察动物水负荷、迷走神经及利尿脱水药对尿生成的影响，并分析各因素的作用机制	3~4	4	综合性	必做	人体解剖生理学实验室

七、实验报告书写与考核

每次实验结束后，在课后要认真完成实验报告的书写，空白实验报告格式见附录1，每次实验后都得填写实验小结，对当次实验进行反思，提高实验技能。

（一）实验报告的书写

写实验报告是人体解剖生理学实验实训课的基本训练之一，应以科学态度，认真、严肃地对待，以便为日后撰写科学论文打下良好的基础。为帮助学生书写报告，现将其格式、内容和要求作一简要说明。

1. 实验结束后，均需根据指导教师的要求，每人写一份实验报告，并按时完成，送交指导教师评阅。

2. 书写实验报告要求文字简练、通顺，书写清楚、整洁，正确使用标点符号。

3. 在书写实验报告时，提倡学生间的相互讨论和争辩，但必须自己独立完成。否则，应重写。

4. 严格按照实验步骤记录实验现象和数据，分析实验结果。

5. 应当对如下探究问题进行讨论：实验过程是否存在问题，应如何改进？

6. 实验报告的格式与内容

（1）注明姓名、专业、组别、日期。

（2）实验序号及题目。

（3）实验目的要求。

（4）实验方法和步骤　应根据教师的具体要求写。一般情况或重复使用的方法，可作简要说明。

（5）实验结果　实验结果是实验报告的重要部分，应将实验过程中所观察或记录到的生理效应忠实地、正确地记述和说明。结果部分常需用实验记录，这就需要将实验记录进行合理地加工与剪贴，并加图号、图注及必要的文字说明。不得将原始记录原封不动地附在报告上。凡属定量的测量资料，如快慢、轻重、长短、多少等，均应以正确的单位和数值严格地写在报告上。为了说明实验的可靠性，有些实验结果需要作统计学处理，求出均数、标准差以及显著性检验。为了便于说明和比较，有些实验结果可以列表或绘图表示。

（6）讨论与结论　讨论是根据所学的理论知识，对实验结果进行科学的分析和解释，并判断实验结果是否是预期的。如果出现非预期的结果，应分析其可能的原因。讨论是实验报告的核心部分，可以帮助学生提高独立思考和分析问题的能力。不应盲目抄袭书本，更不能抄袭别人的劳动成果。应提倡学生根据自己的实验结果提出创造性的见解和认识，但必须是严肃认真、有科学依据的。在分析和讨论过程中，对引用的文献、书刊应注明出处。

结论是从实验结果和讨论中归纳出一般的概括性的判断，也就是这一实验所验证的基本概念、原则或理论的简明总结。结论的书写应该是简明扼要、一目了然的。结论中不用罗列具体结果，更不要将未得到证实的理论分析写入结论中。

（二）人体解剖生理学实验实训考核

学生实验成绩由实验报告、出勤、人体标本模型制作等考核成绩构成。其中要求学生在课外制作一个人体标本模型并附上说明书一并上交给任课老师评分，主要考核学生对人体器官结构的掌握情况。

八、实验指导书及主要参考书

（一）实验指导书

1. 陈辉芳，周海波，江振友. 人体解剖生理学实训指导与同步习题集［M］. 北京：中国医药科技出版社，2020.

2. 王会平，林国华. 新编生理学实验教程［M］. 杭州：浙江大学出版社，2019.

（二）主要参考书

1. 徐峰. 人体解剖生理学实验［M］. 北京：中国医药科技出版社，2018.

2. 陆源，况炜，张红. 机能学实验教程［M］. 北京：科学出版社，2015.

第二篇

人体解剖生理学实验实训项目

　　为了满足不同层次的学习要求，本书设计了两类实验实训项目。一类是针对理论知识点和技能要求安排的一些基础性实验实训项目，如期前收缩与代偿间歇，消化道平滑肌的生理特性等；一类是为了培养学生更强的实验实训能力，进一步提高实验技术技能和人体解剖生理学学科素养，而安排的综合性实验实训项目，以满足学生参加人体解剖生理学技能大赛的需要，如神经干动作电位测定及兴奋传导速度和不应期测定。

第二章 人体解剖生理学基础性实验实训项目

实验一 基本组织切片的观察

【目的要求】

1. 观察上皮组织、结缔组织、肌组织、神经组织的细胞结构特征。

2. 掌握上皮组织的特点、分类和分布；结缔组织的各种成分、结构；神经元的形态结构。

3. 要求任选一个组织切片绘图，并标明各个部分的名称。

【基本原理】

上皮组织、结缔组织、肌组织、神经组织是构成机体的四大基本组织，由于其组织的细胞和细胞间质的不同，经切片、特殊染色后，在显微镜下观察，有明显的区别。

【实验对象】

正常人或其他实验动物。

【实验器材与试剂】

显微镜，染料，复层鳞状上皮、假复层纤毛柱状上皮、疏松结缔组织、骨骼肌、心肌、平滑肌、神经元等组织切片。

【方法与步骤】

分别用肉眼、低倍镜、高倍镜观察以下组织切片。

（一）上皮组织

1. 复层鳞状上皮（复层扁平上皮）

（1）取材 人指皮。

（2）染色 苏木精伊红染色。

（3）观察要点 ①上皮细胞层数较多。②表层为染成粉红色、均质、无细胞结构的角质层。靠近表层的细胞扁平，似鳞状。③中间的数层为多角形细胞；最底层细胞呈矮柱形或立方形，它能不断分裂增殖，并逐渐向表层推移。④基底细胞层与深层结缔组织相连处不平，结缔组组内有丰富的毛细血管，两者之间有薄层基底膜（图 2−1）。

2. 假复层纤毛柱状上皮（气管黏膜）

（1）取材 气管（人或动物）。

（2）染色 苏木精伊红染色。

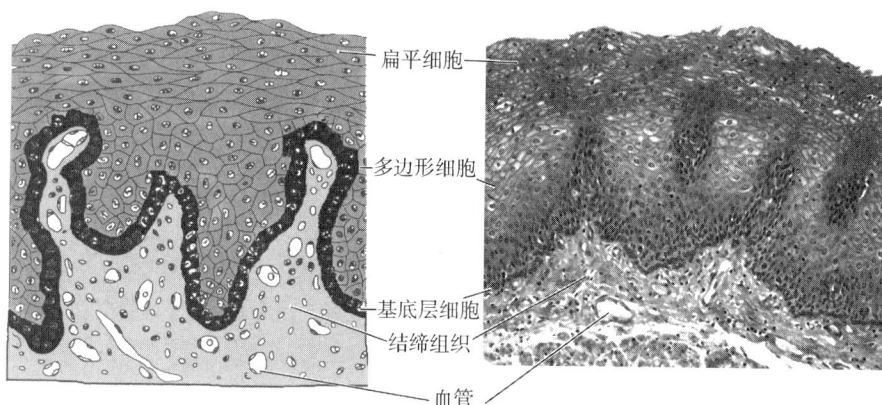

图 2 - 1　复层扁平上皮

（3）观察要点　此类细胞的开头形状和细胞核的位置各不相同，看起来似有数层，实际仍是单层，故有假复层之称。可分为三种。①柱状细胞：形状基本与其他柱状上皮细胞相似，但细胞核多靠近细胞游离端，且细胞下部变细直达基底膜。②支持细胞：细胞呈梭形，镶嵌于柱状细胞胞体之间，细胞核位于中间，基底端也与基底膜接触。③基底细胞：胞体呈锥形，故称锥体形细胞，基底端位于基底膜上，细胞核呈圆形，位于上皮的最底层（图 2 - 2）。

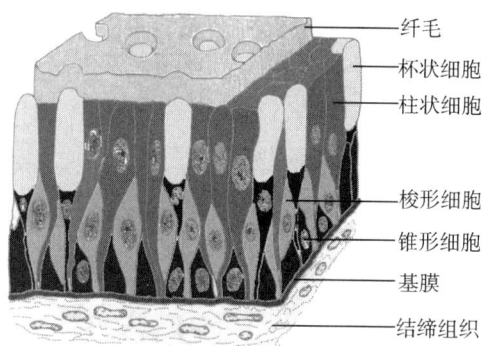

图 2 - 2　假复层纤毛柱状上皮

（4）特征　在上皮的游离面上有能摆动的纤毛，基底膜明显可见，在上皮细胞之间镶嵌有一些杯状细胞，这是一种单细胞腺，有分泌黏液的功能，当分泌物充盈胞体时，细胞核常被挤基底部，染色很深，似三角形或月牙形。

（二）结缔组织（疏松结缔组织）

（1）取材　大鼠网膜铺片。

（2）染色　经台盼蓝活体注射后，铺片经中性红弹性纤维染色法及 Van Gieson 复染法。

（3）观察要点　用台盼蓝对大鼠做活体注射，可使其所有组织细胞（巨噬细胞）

都摄取这种染料，大胞体内形成大小不等的蓝色颗粒。铺片经固定复染后，分别显示出结缔组织中各成分。弹性纤维很细，被染成暗紫色后，交错排列。胶原纤维呈束状，较粗，被染成粉红色。网状纤维，在此标本上不易见到，用浸银法染成黑色，故又称嗜银纤维。

（4）特征　结缔组织的细胞多只显示了细胞核，其中以成纤维细胞核较明显，呈扁卵圆形，胞质紫红色；肥大细胞多位于血管周围，胞质颗粒染成深红色。

（三）肌组织

1. 骨骼肌

（1）取材　人（肌组织的纵切面、横切面）。

（2）染色　苏木精伊红染色。

（3）观察要点　从横切面上看，肌纤维的大小并不一致，肌原纤维呈点状，外包有很薄的肌膜，细胞核位于肌纤维外周，紧贴在肌膜内面。肌束之间是疏松结缔组织及其细胞核（图2-3）。

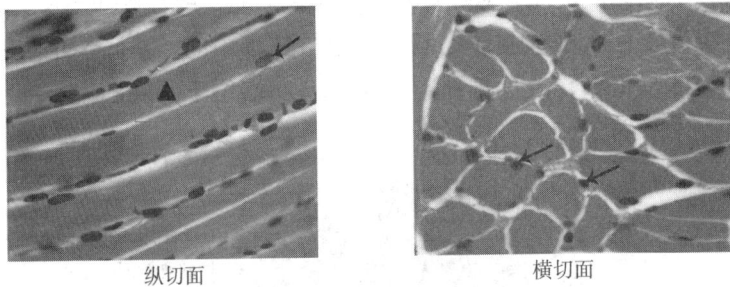

纵切面　　　　　　横切面

图2-3　骨骼肌纵切面、横切面

2. 心肌

（1）取材　人心肌。

（2）染色　苏木精-伊红染色。

（3）观察要点　属于横纹肌，但由于肌浆较丰富，所以横纹不如骨骼肌的清晰、明显。心肌纤维一般呈短柱状，有分支，只有一个细胞核，在心肌纤维相接处，细胞特殊分化，形成闰盘，在染色标本中出现深色带状，形态呈阶梯样（图2-4）。

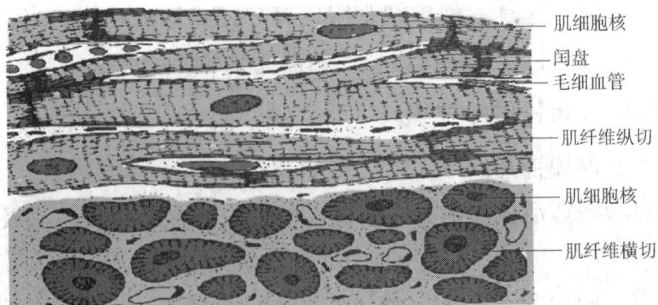

肌细胞核
闰盘
毛细血管
肌纤维纵切
肌细胞核
肌纤维横切

图2-4　心肌纵切面（上）、横切面（下）

3. 平滑肌

（1）取材 人中动脉。

（2）染色 苏木精 - 伊红染色。

（3）观察要点 平滑肌细胞一般呈梭形，细胞核呈长圆形，位于胞体中部，在常规染色标本中肌原纤维不清楚。在构成肌组织纤维排列成束。外被网状纤维包绕，不同肌层之间，肌纤维的方向不同（图2-5）。

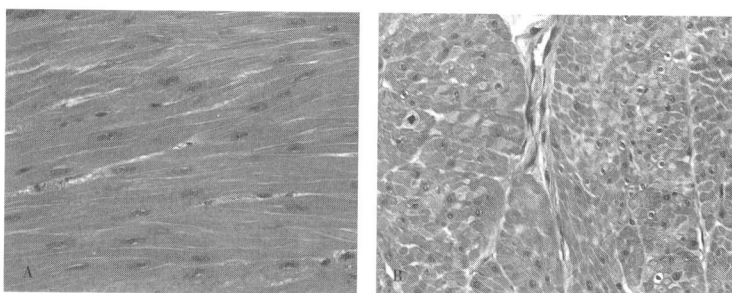

（1）平滑肌纵切面 （2）平滑肌纤维束横切面光镜图

图 2-5 平滑肌纵切面、横切面

（四）神经组织（神经元）

（1）取材 脊髓横断（动物）。

（2）染色 尼氏法及伊红染色。

（3）观察要点 可先用肉眼观察，切片在脊髓横断面的中央见有着色深的 H 形灰质。将脊髓前角部位放于视野中央，用低倍镜观察可见到大小不等，形状各异的神经元胞体，并且可见到与胞体相连的数目、长短不等的突起。选择一个比较典型的胞体置于视野中央用高倍镜观察，镜下可见到：细胞膜多位于细胞表面；多数神经元只含有一个大而圆的细胞核，位于胞体中央，核膜明显，因核质较少，故染色较淡；细胞质有丰富的尼氏体分布在胞质内被碱性染料染色，脊髓灰质的运动神经元的尼氏体为有棱角状的小块，犹如虎斑状花纹，故称虎斑小体（图2-6）。

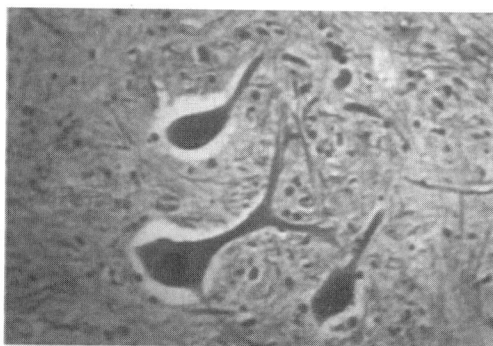

图 2-6 神经元切片图

【探索性思考题】

简述人体各组织的组成及其功能分布。

实验二　血型鉴定

【目的要求】

1. 学习快速辨别血型的方法。

2. 观察红细胞凝集现象，掌握 ABO 血型鉴定的原理。

【基本原理】

血型是指红细胞的血型，是根据红细胞膜外表面存在的特异性抗原（镶嵌在红细胞膜上的糖蛋白和糖脂）的类型来确定的，这种抗原是由遗传决定的。红细胞膜上的抗原与血清中的相应抗体能发生免疫反应，使红细胞凝集。如 A 抗原与抗 A 抗体相遇能使红细胞发生凝集。因此，用已知抗体与受检者的红细胞混合，根据其发生凝集反应的结果，可判断受检者血型。

【实验对象】

正常人。

【实验器材与试剂】

抗 A 分型试剂和抗 B 分型试剂、双凹载玻片、采血针、消毒牙签、碘酊、75％酒精棉球、显微镜。

【方法与步骤】

1. 取一块干净双凹载玻片，用记号笔画上记号，可分别标明 A、B 字样。

2. 在 A 侧滴加抗 A 型分型试剂 1 滴，在 B 侧滴加抗 B 型分型试剂 1 滴。

3. 消毒受检查者手指，再用消毒过的采血针穿刺取血，载玻片的 A、B 侧各滴入一小滴血，用牙签搅拌，使每侧抗血清和血液混合。每侧用一支牙签，切勿混用。

4. 室温下静置 10~15min 后，观察有无红细胞凝集。必要时，可在低倍显微镜下观察。

5. 根据观察结果判断受检者血型，假如只是 A 侧发生凝集，则血型为 A 型血型；若只是 B 侧凝集，则为 B 型血型；若两侧均凝集，则为 AB 型血型；若两侧均未发生凝集，则为 O 型血型（图 2-7），这种凝集反应的强度因人而异，需要认真观察。

【注意事项】

1. 双凹载玻片正面判别法　将载玻片的侧面拿到水平视线进行观察，有凹陷的一面为正面。

2. 消毒方法　先用棉球蘸取少量碘酊，由中心向外画圈涂擦中指或环指，再用 75％乙醇将多余的碘酊擦去（操作与涂擦碘酊时一样），等 75％乙醇干后，消毒过程才

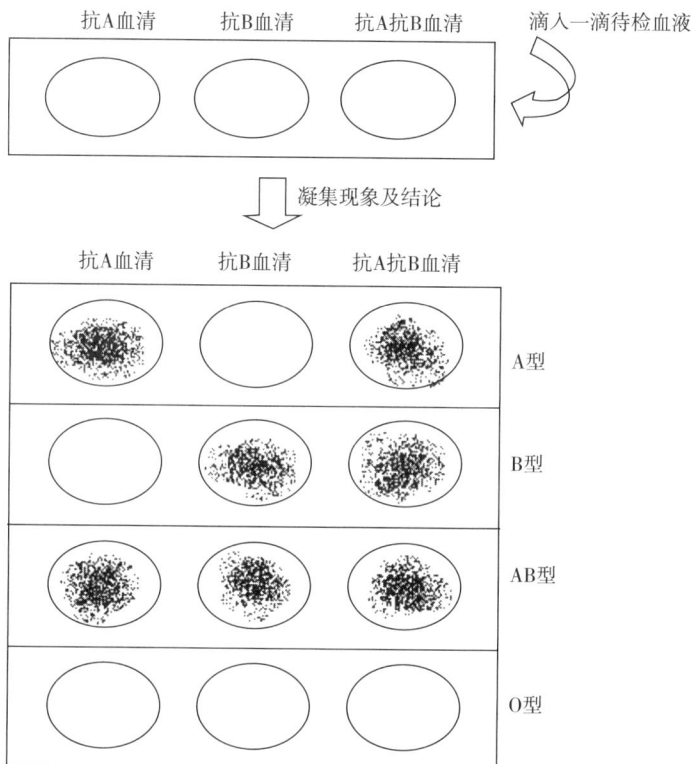

图 2 - 7　ABO 血型的检验凝集图

算完成。

【探索性思考题】

1. 根据自己的血型，说明你能接受和输血给何种血型的人，为什么？

2. 怎样区别血液的凝集与凝固，其机制是否相同？

实验三　刺激频率、刺激强度与骨骼肌收缩形式的关系

【目的要求】

1. 掌握坐骨神经干标本的制备方法。

2. 观察不同刺激强度与肌肉收缩力量的关系。

3. 观察不同刺激频率与肌肉收缩形式的关系。

【基本原理】

由一根运动神经纤维及其他所支配的骨骼肌细胞组成的功能单位称为运动单位。坐骨神经 - 腓肠肌标本是由很多运动单位构成。在保持足够的刺激时间（脉冲波宽）不变时，刺激强度过小，不能引起任何反应；随着刺激强度增加到某一定值，可引起少数兴奋性较高的神经纤维兴奋，从而引起它们所支配的骨骼肌细胞收缩，该刺激强

度为阈强度，具有阈强度的刺激叫阈刺激。此后，随着刺激强度的继续增加，有更多的运动单位兴奋，肌肉收缩幅度、产生的张力也不断增加，此时的刺激均称为阈上刺激。但当刺激强度增大到某一临界值时，所有的运动单位都被兴奋，肌肉收缩的幅度达到最大，产生最大张力，此后，再增加刺激强度，骨骼肌收缩的幅度不会继续增加。因此，引起神经、肌肉最大反应的最小刺激强度为最适刺激强度，该刺激叫最大刺激（或最适刺激）。

肌肉受到一次短促的刺激时，引起的一次机械性收缩和舒张过程称为单收缩。当给肌肉适当强度的连续电刺激时，如在前一次收缩的舒张期结束前又开始新的收缩，发生单收缩的复合，收缩曲线呈锯齿状，称为不完全强直收缩。若刺激频率增加到临界融合频率，使肌肉在前一次收缩期内就开始了新的收缩，肌肉收缩完全融合，形成持续收缩状态，其收缩幅度较单收缩大得多，称为完全强直收缩。

【实验对象】

蟾蜍或蛙。

【实验器材与试剂】

蛙手术器械、电刺激器、生物医学信号采集系统、张力换能器、任氏液等。

【方法与步骤】

1. 坐骨神经干标本的制作

（1）破坏脑脊髓　取蛙一只，用自来水冲洗干净。左手握住蛙，用食指压住其头部前端使头前俯（图2-8），右手持探针从相当于枕骨大孔处垂直刺入，将探针向前刺入颅腔。左右搅动捣毁脑组织，然后将探针抽回原处，再向后刺入脊椎管捣毁脊髓。脑脊髓完全破坏的标志是蛙的四肢松软，呼吸消失。否则要依上法再行捣毁。

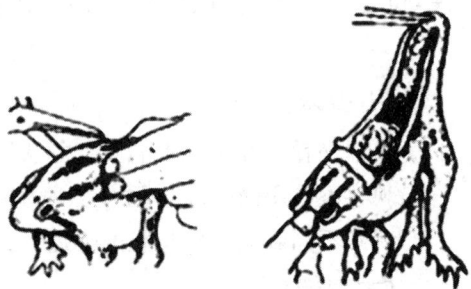

（2）剪除躯干上部及内脏　在骶髂关节水平以上0.5~1.0cm处横断脊柱，然后左手握蛙后肢，用拇指压住骶骨，使其头与前肢自然下垂，右手持粗剪刀，沿脊往两侧剪除蛙的一切内脏及头部，注意不要伤及坐骨神经干（图2-9）。

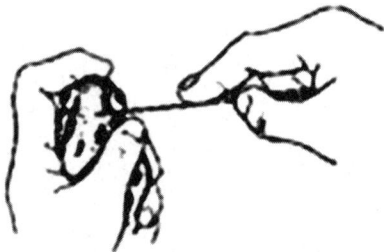

图2-8　破坏蛙脑脊髓　　　　　图2-9　剪除躯干上部及内脏

（3）剥皮　先剪去肛门周围皮肤，左手垫纸握脊柱断端，右手捏住其上的皮肤边缘，向下剥掉全部后肢的皮肤。然后将标本放在盛有任氏液的培养皿中，注意用力要均匀，手不可接触标本（图 2 – 10）。

（4）将手及用过的手术器械洗净。

（5）**分离两腿**　下肢标本背位置于蛙板上。于两侧坐骨神经干下分别穿线，尽量靠近脊柱结扎。注意此处为腰骶<u>丛</u>，不可遗漏分支。于结扎线的脊柱侧剪下神经，以结扎线为支持线轻轻提起神经，顺其走行方向剪去分支后，将神经干搭在大腿肌肉上。然后持两腿，从背剥剪断两侧梨状肌，沿脊柱两侧向上剪开剔除脊柱。将两侧大腿连同下肢带骨相对扭动、脱关节，于耻骨联合中央剪开两侧大腿，将一腿放回培养皿中。

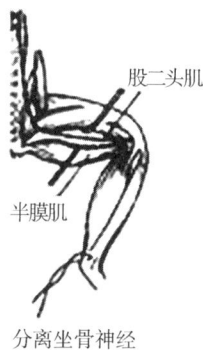

（6）**游离坐骨神经**　用玻璃分针沿脊柱内侧游离坐骨神经，并于中枢端结扎。沿神经走行，经梨状肌及其附近的结缔组织、坐骨神经沟，游离神经至腘窝，用支持线轻轻提起神经，顺其走行方向剪去分支（图 2 – 11）。

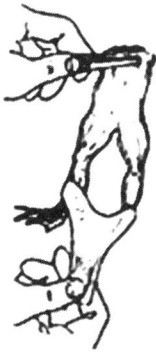

图 2 – 10　剥皮

图 2 – 11　游离坐骨神经及腓肠肌

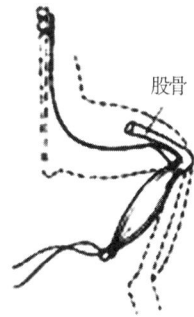

（7）将游离的坐骨神经搭于腓肠肌上，在膝关节周围剪掉大腿全部肌肉，并用粗剪刀将附着在股骨上的组织刮干净，然后在股骨的中部剪去上段的股骨，保留的部分就是坐骨神经小腿标本。

（8）**制备坐骨神经 – 腓肠肌标本**　将上述的坐骨神经 – 小腿标本在跟腱处穿线结扎后剪断跟腱，游离腓肠肌致膝关节处，然后沿膝关节将小腿其余部分剪掉，这样就制备好了具有附着在股骨上的腓肠肌并带腓肠肌的坐骨神经标本。

（9）清理器具，然后将制备好的标本浸入任氏液中数分钟后开始实验。

2. 固定标本　将坐骨神经 – 腓肠肌标本固定于肌槽，坐骨神经置于肌槽的刺激电极上，股骨残端固定于肌槽的小孔内。腓肠肌跟腱的结扎线与张力换能器相连，将张力换能器固定于铁支架的双凹夹上，暂不拉紧结扎线。

3. 仪器的调试相连接　张力换能器的插头插入生物医学信号采集系统的一信号输入插座，描记腓肠肌的收缩曲线。调零后进入记录状态（图 2 – 12）。

4. 观察项目

（1）用不同的刺激强度给予刺激，观察曲线的变化。

（2）改变刺激的频率，记录肌肉收缩形式的改变。

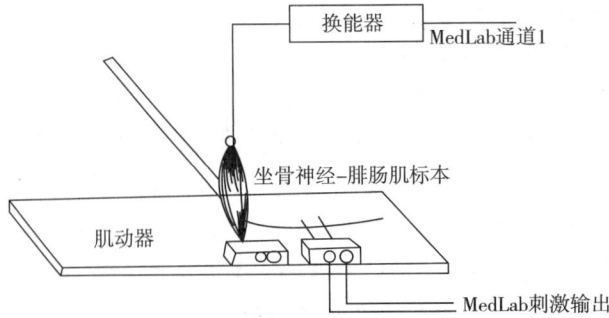

图 2 - 12　离体坐骨神经 - 腓肠肌标本实验装置图

【注意事项】

1. 不可用力牵拉神经。

2. 要经常保持神经标本湿润。

3. 神经标本与电极要密切接触，不可折叠。

4. 分离坐骨神经时，要避免过度牵拉或损伤神经。

5. 制备标本和实验过程时，要随时用 0.65% 生理盐水润湿神经和肌肉，防止干燥。

6. 每次刺激后，让肌肉休息 30s ~ 1min，以免标本过度疲劳。

7. 对肌肉施加连续刺激时，刺激时间不宜太长，一般不超过 4 ~ 6s。

【探索性思考题】

1. 在一定范围内增加刺激强度，肌肉收缩幅度有何变化？为什么？

2. 随着刺激频率的增加，肌肉收缩形式变化如何？为什么？

3. 剥去皮肤的后肢标本，能用自来水冲洗吗？为什么？

4. 金属器械碰压、触及或损伤神经及腓肠肌，可能会引起什么不良后果？

5. 实验过程中，如何保持标本的机能正常？

6. 不完全强直收缩和完全强直收缩分别是怎样形成的？

实验四　人体体温的测量

【目的要求】

学习人体体温测量方法，加深对正常体温的理解。

【基本原理】

临床上，人体体温测量的部位有直肠、口腔和腋窝；但以测腋窝、口腔温度最常用。不同测量部位所测得的体温有所不同，且体温因时间不同而有一定的生理变化，但变化的幅度一般不超过 1℃。

【实验对象】

正常人。

【实验器材与试剂】

水银玻璃体温表（腋表、口表）、75%酒精棉球、干棉球。

【方法与步骤】

1. 了解水银玻璃体温表的结构和原理 水银玻璃体温表有肛表、口表和腋表三种，均由标有刻度的真空毛细管和下端装有水银的玻璃球组成，在球部和管部连接处较狭窄，防止上升的水银遇冷下降；肛表的球部粗而短，口表的球部细而长，腋表的球部长而扁。水银受热膨胀后，沿毛细管上升，上升的高度与温度呈正比。

2. 测量体温 取出体温表，将水银甩至35℃以下，用75%酒精棉球擦拭消毒。注意检查体温表是否完好无损。

（1）腋温测量法 受检者静坐数分钟，解开上衣并擦干腋下汗液。检查者将体温表水银端放在受检者腋窝深处紧贴皮肤，令受检者屈臂紧贴胸壁，夹紧体温表，10min后取出，检视刻度并记录。

（2）口温测量法 受检者静坐数分钟，检查者将体温表水银端斜放在受检者舌下，让受试者闭口用鼻呼吸，切勿用牙咬体温表，5min后取出，用干棉球擦干，检视刻度并记录。

（3）运动后体温测量 受检者去室外运动5min后立即回实验室同时测量口温和腋温各一次，检视刻度并记录。比较同一人、同一部位运动前后体温有何变化。

【注意事项】

甩体温计时勿触及其他物体，防止体温计破碎。体温计不小心摔碎了，水银漏出来了要作如下处理。①可用湿润的棉棒（医用棉签即可）或胶带纸将洒落在地面上的水银粘集起来，放进可以封口的小瓶中，如饮料瓶等塑料瓶，并在瓶中加入少量水，水可以防止水银蒸发。②要特别注意的是，收集过程中，动作要快，而且要将窗户打开，保持良好的通风，手尽量不要与水银接触。③收集好的水银千万不要倒入下水道，如果水银渗入地下水，人们饮用了含有重金属的水，就会危害人体健康，建议将收集好的废弃水银，送交环保部门。④对掉在地上不能完全收集起来的水银，可散些硫磺粉，以降低水银毒性。同时，将窗户保持长时间的通风，由于汞蒸汽密度很大，可利用风扇、换气扇等排风装置，加快将空气中的水银蒸汽排除。⑤对于被汞污染的房间，可用碘加酒精点燃熏蒸使碘与空气中的汞生成不易挥发的碘化汞，可以降低空气中汞蒸气的浓度。还可用10%液体漂白剂冲洗被汞污染的地面，也有一定的除汞效果。

【探索性思考题】

1. 体温有怎样的生理变动？简述体温测定的生理意义。

2. 根据运动后体温的变化，分析肌肉活动对体温的影响。

【附】

水银玻璃体温表一直是临床和家庭测量体温的仪器。近年来发明的电子数显体温表与传统的水银玻璃体温表比较，有如下优点：一是测速度快；二是读数直接显示在液晶显示屏上，减少了读数误差；三是测量结束时，能发生蜂鸣提示音；四是不含水银，安全可靠。另外，还有专为婴幼儿开发使用的"奶嘴式数显体温表"。

实验五　人体腱反射检查

【目的要求】

1. 学习肱二头肌反射、肱三头肌反射、膝反射、跟腱反射的检查方法。
2. 了解腱反射检查的临床意义。

【基本原理】

腱反射是快速牵拉肌腱时发生的牵张反射，主要表现为被牵拉的肌肉迅速明显缩短。因其反射中枢常只涉及 1~2 个脊髓节段，所以临床上常采用检查腱反射的方法来了解神经系统的某些功能状态。

【实验对象】

正常人。

【实验器材】

叩诊锤。

【方法与步骤】

1. 肱二头肌反射　受检者取坐位，检查者用左手托住受检者屈曲的肘部，用左前臂托住受检者的前臂，然后将左手拇指按在受检者肘窝肱二头肌肌腱上，右手持叩诊锤叩击检查者的左拇指（图 2–13）（正常反应：肘关节快速屈曲）。

2. 肱三头肌反射　受检者取坐位，检查者用左手托住受检者屈曲的肘部，右手持叩诊锤快速叩击其鹰嘴突上方约 2cm 处的肱三头肌肌腱（图 2–14）（正常反应：肘关节伸直）。

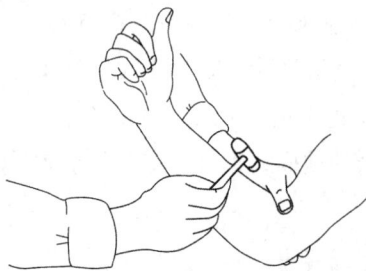

图 2–13　肱二头肌反射检查

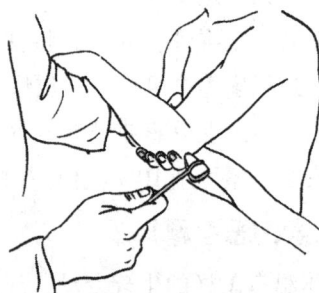

图 2–14　肱三头肌反射检查

3. 膝反射　受检者取坐位，两小腿自然下垂悬空，检查者持叩诊锤叩击膝盖下方股四头肌肌腱（图 2 - 15）（正常反应：膝关节伸直）。

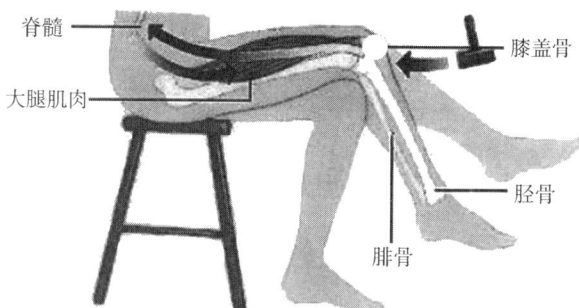

脊髓

膝盖骨

大腿肌肉

胫骨

腓骨

图 2 - 15　膝反射图

4. 跟腱反射　跟腱反射又称踝反射。受检者取仰卧位，髋关节、膝关节均微屈曲，下肢取外旋外展位。检查者左手抓住受检者足部，轻向外上方用力，使足背与小腿成直角，右手持叩诊锤叩击跟腱（图 2 - 16）（正常反应：腓肠肌收缩，足向跖面屈曲）。

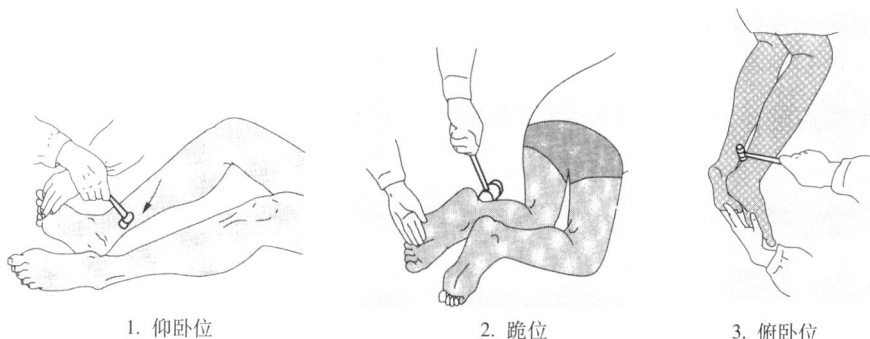

1. 仰卧位　　　　　　2. 跪位　　　　　　3. 俯卧位

图 2 - 16　跟腱反射检查

【注意事项】

1. 检查时受检者肢体肌肉应尽量放松，以消除紧张情绪。

2. 叩击肌腱部位要准确，叩击力量要适度。

3. 检查时要注意比较两侧腱反射的不同之处。

【探索性思考题】

不同的腱反射检查分别有什么临床意义？

实验六　人体动脉压的测定及运动、体位对血压的影响

【目的要求】

1. 学习袖带法测定人体肱动脉血压的原理和方法。

2. 掌握人体肱动脉收缩压与舒张压产生的原理。

3. 观察运动、体位对人体血压的影响。

【基本原理】

动脉血压，是指流动的血液对血管壁所施加的侧压力。临床上常用袖带间接测压法来测定人体动脉血压，它是利用袖带压迫动脉使动脉血流发生湍流并产生血管音，然后通过听诊器听取血管音来测量血压的。测量部位一般常在肱动脉。通常血液在血管内顺畅地流动时并没有声音，但当血管受压变狭窄或血液发生湍流时，则可发生所谓的血管音。

用充气袖带缚于上手臂加压，使动脉被压迫而血流阻断，然后放气，缓慢降低袖带内的压力，当袖带内压力高于动脉收缩压时，血管受压、血流阻断，此时听不到血管音，也触不到桡动脉搏动。当袖带内压力等于或略低于动脉内最高压力时，有少量血液通过压闭区，在血管内引起湍流，此时用听诊器可听到血管壁震颤音，并能触及脉搏，此时袖带内的压力即代表收缩压。当袖带内压力等于或稍低于舒张压时，血管处于通畅状态，失去了造成湍流的因素，声音突然由强变弱或消失，此时袖带内压力代表舒张压。

在运动和体位变化时，由于机体神经和体液的调节，使循环系统产生一系列适应性变化而改变动脉收缩压和舒张压。

【实验对象】

正常人。

【实验器材】

血压计、听诊器、手表。

【方法与步骤】

1. 使用血压计测定动脉血压

（1）常用的血压计有两种，即水银式及表式。两种血压计都包括三部分，即袖带、橡皮球和测压计。水银式血压计在使用前，应先检查血压计是否完好，橡皮球是否漏气，排净袖带内的空气，打开水银柱根部的水银开关（图2-17）。

（2）受检者端坐位，脱去一侧衣袖，静坐5min以上。

（3）受检者前臂平放于桌上，手掌向上，令上臂中段与心脏在同一水平高度。将袖带卷缠在距离肘窝上方2cm处，松紧度适宜，以能插入两指为宜。

（4）在肘窝处靠近内侧先用手指触及脉搏所在，将听诊器胸件放于上面。

（5）一手轻压听诊器胸件，另一手紧握橡皮球朝袖带内充气，加压到听不到血管音时，继续打气使水银柱继续上升2.6kPa（20mmHg），一般达到24kPa（180mmHg）左右，随即轻轻拧松放气螺帽，缓慢放气，以降低袖带内压，在水银柱缓慢下降的同时仔细听诊。

（6）当突然出现第一声"嘣嘣"样的血管音时，血压计上所示水银柱刻度即代表收缩压。继续缓慢放气，这时声音将发生一系列的变化，先由低而高，然后由高突然变低钝，最后则完全消失。在声音由高突然变低钝这一瞬间，血压计上所示水银柱刻度即代表舒张压。

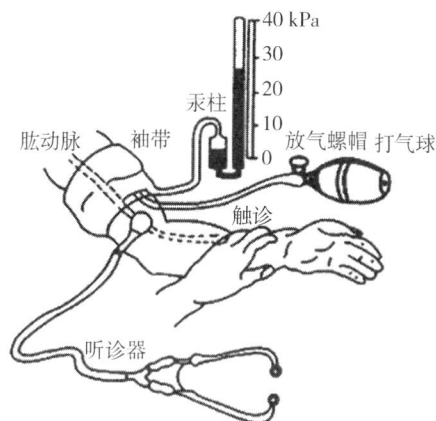

图 2 - 17　血压计测量人体动脉血压方法示意图

2. 观察项目

（1）测定安静坐位状态下的心率、血压　所有同学都作为受检对象。受检者在安静环境中静坐，左上臂缠上袖带，不讲话，也不要注意操作过程及水银柱的波动。

（2）观察运动对血压的影响　每组选一个同学作为受检对象。①例如，做蹲下起立运动以每两秒一次的速度做 20 次，在运动后即刻、3min、5min 和 10min 时各测定血压一次。②健康人做蹲下起立运动的标准。运动刚停止时，心跳次数增加 30 次以上，收缩压增加 4.0 ~ 5.3kPa（30 ~ 40mmHg），而舒张压增加不到 1.33kPa（10mmHg），并且在 3min 内恢复至安静状态。而心功能不全者运动刚结束时，心跳次数增加 30 次以上，收缩压仅有轻微增加，舒张压则显著增高，心跳、血压恢复至安静状态至少需要 5min。

（3）观察体位变化对血压的影响（每组选择一个同学作为受测对象）　①先让受检者安静平躺 10 ~ 30min 后，每隔 2min 测定其血压，直至稳定为止。②然后让受检者下床站立于地上，在站立后即刻、3min、5min 和 10min 时各测定血压一次。③起立试验阳性反应判断标准：舒张压降低 2.1kPa（16mmHg）以上，收缩压降低 1.6kPa（12mmHg）以上，脉搏增加 21 次/分以上，符合以上一项者即为阳性反应。本实验阳性反应是交感神经紧张度欠佳所致。有时由于大脑缺血，可出现头晕与昏厥。

【注意事项】

1. 室内必须保持安静，以利于听诊。袖带不宜绑得太松或太紧。

2. 动脉血压通常连续测 2 ~ 3 次，每次间隔 2 ~ 3min。一般取两次较为接近的数值为准。重复测定时袖带内的压力须降到"0"后方可再次充气。

3. 上臂位置应与心脏同高；袖带应缚于肘窝以上。听诊器胸件放在肱动脉位置上面时不要用力压或直接塞在袖带下测量，也不能接触太松以致听不到声音。

4. 如血压超出正常范围，应让受检者静坐休息10min后再测量。受检者休息期间，可将袖带解下。

5. 注意正确使用血压计，开始充气前要打开水银柱根部的开关，使用完毕后应向右倾斜45°然后关上开关，以免水银溢出。

【结果分析与讨论】

将测量数据填入以下两个表中（表2-1，表2-2）。

表2-1 正常血压、脉搏测量记录

	血压（静坐）/mmHg	脉搏（静坐）/（次/分）
第一次		
第二次		

表2-2 不同状态下血压、脉搏变化记录

	血压/mmHg	脉搏/（次/分）		血压/mmHg	脉搏/（次/分）
静坐时			平躺时		
运动后即刻			站立后即刻		
运动后3min			站立后3min		
运动后5min			站立后5min		
运动后10min			站立后10min		
结果分析与讨论					

【探索性思考题】

1. 什么叫收缩压和舒张压？其正常值是多少？

2. 如何测定收缩压和舒张压？其原理是什么？

3. 测量血压时，为什么不能直接把听诊器胸件塞在袖带底下？

4. 为什么不能在短时间内反复多次测量血压？

5. 运动前后血压有何不同？其机制是什么？

实验七　期前收缩与代偿间歇

【目的与要求】

1. 本实验目的是通过学习在体蛙心脏活动的描记方法，理解期前收缩与代偿间歇的发生机理。学习在体蛙心脏活动的描记方法，理解期前收缩与代偿间歇的发生机制。

2. 观察在心脏活动的不同时期给予刺激，以验证心肌兴奋性、阶段性变化的特征。

3. 要求学生能独立操作每一个实验步骤，了解和掌握相关的原理，准确辨认收缩相、舒张相、期前收缩、代偿间隙及了解心脏搏动的基本曲线图，培养学生熟练操作能力。

【基本原理】

在每次心动周期中，心肌每发生一次兴奋－收缩后，其兴奋性将发生一系列周期性变化。心肌兴奋后其兴奋性变化的特点是有效不应期特别长，相当于整个收缩期以及舒张期的早期，在此期间给予任何强大刺激均不能引起心肌兴奋收缩。随后为相对不应期，在此期给予心肌强的刺激可引起心肌兴奋收缩，最后为超常期。后两期均处于心肌舒张期内，因此，在舒张期如果在窦房结（两栖类为静脉窦）按正常节律性兴奋下达以前，给予心室肌一次适当的阈上刺激可引起一个提前出现的扩布性兴奋和收缩，称为期前收缩或额外收缩，也称早搏。期前收缩也有自己的有效不应期，而随后窦房结传来的正常的节律性兴奋，常常落在这个期前收缩的有效不应期中，因而不能引起心室的兴奋和收缩，这样心室较长时间地停留在舒张状态，直至下一次窦房结正常的节律性兴奋到达时，才恢复原来的正常的节律性兴奋和收缩。因此，期前收缩后就会出现一个较长时间的舒张间歇期，称为代偿间歇。

【实验对象】

体蛙或蟾蜍。

【实验器材与试剂】

1. 实验材料　体蛙或蟾蜍、张力换能器、刺激电极、蛙板、蛙类手术器械一套（包括探针、粗剪、手术剪、眼科剪、镊子、玻璃分针）、蛙心夹、铁支柱、双凹活动夹、棉线、小烧杯、滴管。

2. 实验试剂　任氏液。

3. 实验仪器　生物信号采集处理系统。

【方法与步骤】

1. 仪器装置　准备好生物信号采集处理系统、张力换能器和刺激器。

2. 蛙心标本的制备　取蟾蜍，毁脑和脊髓，仰卧固定于蛙板上。于剑突下将胸部皮肤向上剪开，剪掉胸骨，打开心包，暴露心脏（图 2 - 18）。将与张力换能器相连的蛙心夹在心室舒张期夹住心尖，蛙心夹与张力换能器间的连线应有一定的紧张度。固定刺激电极，使其两极与心室接触（图 2 - 19）。

3. 观察与记录　描记正常蛙心的搏动曲线，观察曲线的收缩相和舒张相。用中等强度的单个阈上刺激分别在心室收缩早、中、晚期和舒张早、中、晚期刺激心室（刺激前后要有 3~4 个正常心搏作对照，不可连续输出 2 个刺激），观察能否引起期前收缩。若能引起期前收缩，观察其后是否出现代偿间歇。

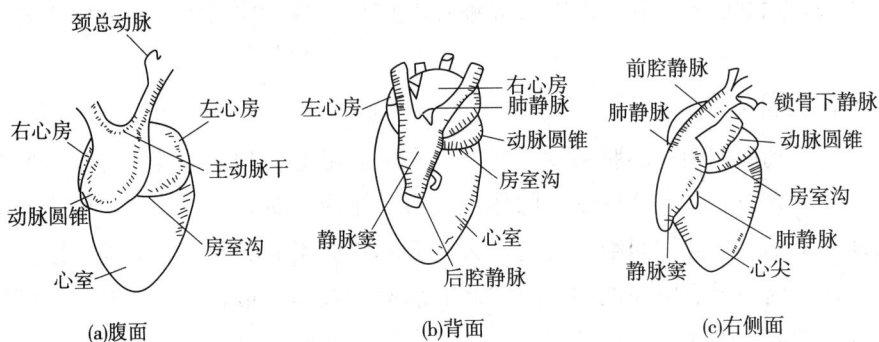

图 2-18 蟾蜍心脏

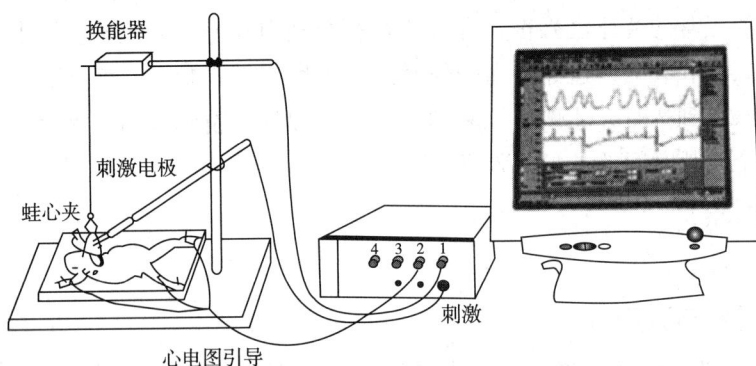

图 2-19 在体蛙心期前收缩实验仪器连接示意图

【注意事项】

1. 记录曲线时应时加以说明注释。

2. 实验过程中，应经常用任氏液湿润心脏。

3. 装在心室上的刺激电极应避免短路。

4. 心跳曲线的上升支应代表心室收缩，下降支代表心室舒张，如相反则应将换能器倒向。

5. 选择适当的阈上刺激强度时，可先用刺激电极刺激蟾蜍的腹壁肌肉，以检测强度是否适宜。

【探索性思考题】

1. 讨论期前收缩和代偿间歇产生的原因。

2. 心肌有效不应期长有何生理意义？

3. 在什么情况下期前收缩之后，可以不出现代偿间歇？

4. 试设计实验，观察刺激强度、刺激时间对期前收缩幅度的影响。

实验八　消化道平滑肌的生理特性

【目的要求】

1. 熟悉消化道平滑肌离体标本的制备方法。

2. 掌握实验药物与温度影响离体小肠平滑肌活动的机制。

3. 学习哺乳动物离体器官灌流的方法。

4. 结合药理学相关知识，自行设计抗乙酰胆碱药物阿托品以及拟乙酰胆碱药物新斯的明对小肠平滑肌自律性活动和紧张性的影响以观察其对乙酰胆碱的拮抗作用以及拟似作用，进而加深对乙酰胆碱作用的理解，同时学习应用药理学实验方法来研究神经递质对生理功能的影响。

5. 要求学生了解科研过程，培养学生发现问题、分析问题、解决问题的能力。

6. 要求学生能独立操作每一个实验步骤，了解和掌握相关的原理，培养学生熟练操作。

【基本原理】

消化道平滑肌除具有兴奋性、传导性和收缩性外，还具有自动节律性、紧张性和伸展性以及对化学刺激、温度刺激敏感等特点。消化道平滑肌在离体之后，置于适宜的环境中仍能进行节律性收缩，环境中各种理化因素，如环境的温度、酸碱度、渗透压、一些特殊的无机盐离子、某些生物活性物质以及供氧和牵拉等刺激，都可以改变消化道平滑肌的收缩活动，而表现为收缩的节律、收缩的强度、缩短的速度以及紧张性收缩等方面的改变。本实验观察离体小肠在模拟内环境（离子成分、晶体渗透压、酸碱度、温度、氧分压等方面类似于内环境）中其紧张性和自律性活动，以及在体液环境改变的情况下上述活动的变化，从而了解其多种生理特性。

【实验对象】

家兔。

【实验器材与试剂】

1. 实验材料　家兔、手术台、常用手术器械、张力换能器（量程为25g以下）、供氧袋、压力调节阀、氧气钢瓶、注射器、培养皿、烧杯、铁支架、双凹活动夹、棉线、手术缝针、滴管、三维调节器。

2. 实验试剂　台氏液（4℃和室温两种）、无钙台氏液、0.01% 去甲肾上腺素、0.01% 乙酰胆碱、1：10000 阿托品、新斯的明注射液、1mol/L NaOH 溶液、1mol/L Hcl 溶液。

3. 实验仪器　恒温平滑肌浴槽、生物信号采集处理系统。

【方法与步骤】

1. 实验装置介绍　恒温平滑肌浴槽可用来记录消化道平滑肌的收缩活动，分为外槽和内槽（图 2 - 20），我们的恒温平滑肌浴槽内槽是一个麦氏浴槽，用来浸浴实验标本，外槽内有恒温循环水以保持内槽中的台氏液恒温，使其温度保持在 37 ~ 38℃。小肠标本一端固定在麦氏浴槽底部的铁钩上，另一端连至张力换能器的悬臂上。换能器与计算机相连。麦氏浴槽中的台氏液以刚能淹没肠管为宜。麦氏浴槽底部还有通气口和排液口，通过这些开口可排液和供给标本所需氧气。

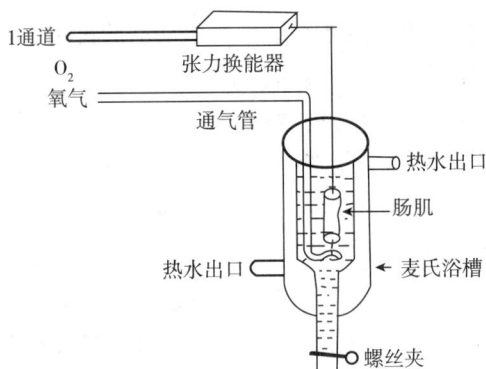

图 2 - 20 恒温平滑肌浴槽实验装置

2. 标本制备 取禁食 24 小时的健康家兔，一手提后肢使头部自然下垂，另一手以木槌猛击兔的头枕部使其昏迷，立即剖开腹腔，以胃为标志找到十二指肠，右手大拇指和示指轻轻自幽门端向下挤压，将肠内容物推向下方，然后自十二指肠向下取 20 ~ 30cm 的肠段，除去肠系膜及周围脂肪组织后，用台式液冲洗干净，保存于盛有 4℃台氏液的平皿中备用。实验时取 2 ~ 3cm 的肠段，两端用丝线部分结扎肠管，注意避免封闭肠管，让其管腔能与溶液相通。然后将此肠段一端固定在麦氏浴槽的玻璃弯钩上，另一端固定在张力换能器的悬梁上，此线不宜过长且必须垂直。

3. 实验装置的连接与使用 张力换能器与生物信号采集处理系统的 1 通道连接。适当调节换能器的高度，使其与标本间连线的松紧度合适。标本和连线应悬于浴槽中央，不能与浴槽壁接触。打开生物信号采集处理系统，进入平滑肌特性实验，描记平滑肌收缩曲线。

4. 观察项目

（1）**正常收缩曲线** 描记一段离体小肠平滑肌的正常收缩曲线，注意观察基线水平、收缩幅度和节律。

（2）**乙酰胆碱的作用** 在麦氏浴槽中加入 1∶10000 乙酰胆碱 1 ~ 2 滴，观察肠段收缩活动（包括收缩的节律、收缩的强度、收缩的速度）的变化。待作用出现后，放掉浴槽中的台氏液，加入预先准备好的 38℃新鲜台氏液。重复更换 2 ~ 3 次新鲜台氏液，待肠段活动恢复至对照水平时，进行下一项实验。

（3）**肾上腺素的作用** 在麦氏浴槽中加入 1∶10000 肾上腺素 1 ~ 2 滴，观察肠段收缩有何变化。然后，同上法将浴槽中的台氏液换成 38℃新鲜台氏液。待其活动恢复正常后，进行下一项实验。

（4）阿托品的作用　在浴槽中加入 1：10000 阿托品 2～4 滴，经 1min 后，再加入 1：10000 乙酰胆碱 1～2 滴，观察肠段张力的变化。同上法将浴槽中的台氏液换成 38℃ 新鲜台氏液。待其活动恢复正常后，进行下一项实验。

（5）新斯的明的作用　在浴槽中加入新斯的明注射液 1～2 滴，观察肠段收缩有何变化。然后，同上法将浴槽中的台氏液换成 38℃ 新鲜台氏液。待其活动恢复正常后，进行下一项实验。

（6）盐酸的作用　在浴槽中滴入 2 滴 1mol/L 的 Hcl 溶液于浴槽内，观察平滑肌的反应。

（7）氢氧化钠的作用　加等容量的 1mol/L NaOH 溶液入浴槽内，观察其反应。按上述方法更换台氏液，反复冲洗。

（8）放掉台氏液　将肠段用 38℃ 无 Ca^{2+} 台氏液冲洗 2 次，换新鲜 38℃ 的无 Ca^{2+} 台氏液，观察小肠收缩曲线有何变化。

（9）向无 Ca^{2+} 台氏液浴管内加入 1：10000 的乙酰胆碱 1～2 滴，观察肠段活动变化。

（10）用 38℃ 正常（含 Ca^{2+}）台氏液冲洗肠段 3 次，加正常台氏液于平滑肌浴管中，观察肠平滑肌自发性收缩是否恢复。

（11）向含 Ca^{2+} 台氏液浴管内加入 1：10000 的乙酰胆碱 1～2 滴，观察肠段对乙酰胆碱的反应。

（12）温度的作用　将浴槽中的台氏液换成 25℃ 台氏液，观察收缩有何变化。逐步加温至 38℃ 和 45℃，分别观察收缩活动的变化，进行不同温度下收缩情况的比较。

【注意事项】

1. 恒温平滑肌浴槽装置中需先加满水，然后开电源，禁止无水加热。

2. 加药前，先准备好每次更换用的 38℃ 左右的台氏液。

3. 每加入一次药物前需先描记一段肠段运动曲线，每次加药出现反应后，必须立即更换浴槽内的台氏液，至少 2 次。每项实验加入台氏液的量应相同。待肠段运动恢复正常后再进行下一项实验。

4. 上述各药用量系参考剂量，若效果不明显，可以增补加药。但不可一次过多，以免引起不可逆反应。

5. 实验过程中，必须保证标本的供氧，供氧速度以一个个小气泡为宜，充气过猛会导致标本较大幅度的摆动。

6. 游离及取出肠段时，动作要快，但要避免过度牵拉或使组织干燥而影响其活性。整个过程应保持营养液恒温和通入 O_2。

【探索性思考题】

1. 分析实验中各项因素影响小肠平滑肌活动的作用机制。

2. 为什么离体小肠具有自律性运动？

实验九 反射弧分析

【目的要求】

1. 分析反射弧的组成部分。
2. 探讨反射弧的完整性与反射活动的关系。

【基本原理】

在中枢神经系统参与下，机体对刺激所产生的具有适应性和规律性的反应过程称为反射。实现反射活动的结构基础是反射弧。反射弧的结构和功能的完整是实现反射活动的必要条件。反射弧的任何一部分受到破坏都会使反射活动消失。

【实验对象】

蛙 3 只。

【实验器材与试剂】

常用手术器械（粗剪、手术剪、手术钳、眼科剪、眼科镊、毁髓针、玻璃解剖针）、铁支架、肌夹、烧杯、纱布、粗棉线。0.65% 生理盐水、0.5% 硫酸。

【方法与步骤】

1. 脊髓蛙的制备 将粗剪的一刃，插入蛙口。沿鼓膜后缘连线的后方剪断蛙头，该蛙即成为脊髓蛙，用棉球覆盖在脊柱断面上。当断头后该蛙对刺激不呈现任何反应时，即表示该蛙处于"脊髓休克"状态。10~20min 后，若将伸展的后肢拉直，它会立刻曲缩回去，对刺激呈现反应。用肌夹夹住蛙的下颌悬挂在支台上，如蛙频繁地活动，不必理会，不久它就会安静下来，安静后即可进行下述实验。

2. 感受器的作用

（1）用 0.5% 硫酸浸过的滤纸贴在蛙的任一足背上，观察腿部是否能引起屈膝反射。

（2）上述实验之后立即用清水冲洗。然后将足踝部皮肤做环形切开，将皮肤剥去。待蛙安静后，再将浸过 0.5% 硫酸的滤纸贴在该足上踝部裸露的肌肉上，观察腿部是否能引起屈膝反射。

3. 周围神经的传导作用 取另一完整的脊髓蛙，于该大腿背面内侧将皮肤剪开 1cm 长的纵切口。从股二头肌与半膜肌之间剥离出坐骨神经并将其剪断，再用 0.5% 硫酸刺激，观察是否能引起屈膝反射。

4. 神经中枢的反射机能 取另一完整的脊髓蛙，用探针插入脊椎管破坏脊髓后，再用浸过 0.5% 硫酸的滤纸刺激蛙各部分皮肤，观察是否有反射活动。

【注意事项】

1. 制备脊髓蛙时，注意剪断蛙头的位置。

2. 剪断蛙头后，不要用水冲洗断面。

3. 每次用 0.5% 硫酸刺激后应立即用清水洗净刺激部位，并用纱布揩干。

4. 足趾部皮肤必须剥净，不要残留。

【结果讨论与分析】

脊髓蛙的反射活动见表 2 - 3。

表 2 - 3　脊髓蛙的反射活动

	完整的脊髓蛙	破坏周围神经的脊髓蛙	破坏神经中枢的脊髓蛙
0.5% 硫酸滤纸刺激足背皮肤			
0.5% 硫酸滤纸刺激足部肌肉			
结果分析讨论			

【探索性思考题】

1. 该实验各步分别出现什么结果，为什么？

2. 根据实验总结屈肌反射的反射弧由哪几部分组成？

实验十　红细胞的渗透脆性

【目的要求】

测定红细胞对低渗溶液的渗透脆性。

【基本原理】

正常状态下机体红细胞内的渗透压与血浆渗透压大致相等，这对保持红细胞的形态尤其重要。将机体红细胞放入等渗溶液（0.9% NaCl 溶液）中，能保持正常的大小和形态。但如把红细胞放入高渗 NaCl 溶液中，水分将逸出胞外，红细胞将因失水而皱缩。相反，若将红细胞放入低渗 NaCl 溶液中，水分进入细胞，红细胞膨胀变成球形，甚至膨胀而破裂，血红蛋白释放入溶液中，称为溶血。

经实验证明，把正常红细胞放入不同浓度的溶液中（0.85%、0.8%……0.3% 的 NaCl 溶液），在 0.45% 的 NaCl 溶液中，有部分红细胞开始破裂（血红蛋白外溢，使上层液体呈微红色）。当红细胞在 0.35% 或更低浓度的 NaCl 溶液中，则全部红细胞都破裂（全部液体均呈透明红色）。临床上以 0.3% ~0.45% NaCl 溶液为正常人体红细胞的脆性（也称抵抗力）范围。如果红细胞放入高于 0.45% 的 NaCl 溶液中时就出现破裂，说明红细胞的脆性大，抵抗力小；相反，放入低于 0.45% 的 NaCl 溶液中时才出现破裂，说明红细胞的脆性小，抵抗力大。

【实验对象】

家兔。

【实验器材与试剂】

家兔血浆、血清、试管、试管架、滴管、吸管、玻璃铅笔、1% NaCl 溶液、0.9%

NaCl 溶液、秒表。

【方法与步骤】

1. 低渗盐溶液配制 取洗净烘干的试管 10 支。用玻璃铅笔编号后列于试管架上。参照表 2-4 加入相关溶液。

表 2-4 低渗盐溶液配制参照表

试管液 试液	1	2	3	4	5	6	7	8	9	10
1% NaCl/ml	1.40	1.30	1.20	1.10	1.00	0.90	0.80	0.70	0.60	0.50
蒸馏水/ml	0.60	0.70	0.80	0.90	1.00	1.10	1.20	1.30	1.40	1.50
NaCl 浓度（%）	0.70	0.65	0.60	0.55	0.50	0.45	0.40	0.35	0.30	0.25

2. 制备枸橼酸钠血 家兔麻醉后，背位固定。切开颈部皮肤，分离颈总动脉，插管，放血入烧杯中，事先加入 3.8% 枸橼酸钠溶液（血与枸橼酸钠比例为 9∶1），混匀。

3. 观察溶血情况 用注射器向各试管内添加兔血 1 滴，用拇指堵住试管口，轻轻摇晃 2~3 次，室温下静置 1h，然后观察各管澄明度以判断是否溶血。溶血指标如下。试管下层浑浊红色，上层无色或橙黄色：未溶。试管下层浑浊红色，上层透明淡红色：部分溶血。试管呈现透明红色：全部溶血。

4. 预期结果 试管 1~5 号：不溶。试管 6~7 号：部分溶血。试管 8~10 号：全部溶血。

【注意事项】

1. 试管使用前一定要洗净、烘干，保证没有水分杂质残留。

2. 1% NaCl 溶液与蒸馏水取量要尽量准确。

3. 取血时避免兔毛等杂质混入，血液取入烧杯后不要剧烈摇晃，以免造成红细胞破损。

4. 向试管滴加血液时要垂直滴加。

5. 静置、观察过程中不要剧烈摇晃试管。

【结果分析与讨论】

实验结果记录分析见表 2-5。

表 2-5 实验现象记录分析

试管号 试液	1	2	3	4	5	6	7	8	9	10
NaCl 浓度/（%）	0.70	0.65	0.60	0.55	0.50	0.45	0.40	0.35	0.30	0.25
细胞膜破裂情况										
结果分析讨论										

【探索性思考题】

1. 什么叫红细胞的渗透脆性？
2. 红细胞的渗透脆性由什么因素决定？
3. 什么叫血浆胶体渗透压，什么叫血浆晶体渗透压，两者有何区别与联系？
4. 什么叫高渗溶液、低渗溶液、等渗溶液？

实验十一　影响血液凝固的因素

【目的要求】

观察 Ca^{2+} 和纤维蛋白原在凝血过程中的作用。

【基本原理】

血液流出血管后很快就会凝固，形成血块，这一过程称为凝血。凝血分为内源性和外源性两种。两种凝血都是在组织因子的参与下发生。其过程包括凝血酶原激活物形成、凝血酶形成和纤维蛋白形成三步。本实验直接从动物动脉放血，血液几乎没有和组织因子接触，其凝血过程主要由内源性凝血系统所发动。血液凝固受许多因素影响，各种凝血因子可直接影响血液凝固过程。其中 Ca^{2+} 作为一种凝血因子被络合剂枸橼酸钠除去后，可阻断凝血酶原激活物的形成，从而使血液不能凝固。纤维蛋白原在凝血过程中由凝胶状态转化为溶胶状态。因此，血液中纤维蛋白原除去后，血液就不能凝固。

【实验对象】

家兔 1 只。

【实验器材与试剂】

手术台、常用手术器械（手术剪、手术镊、止血钳、粗剪、眼科剪、眼科镊、玻璃解剖针）、动脉插管、照明灯、棉签、纱布、丝线、注射器（1、5、50ml）、烧杯、试管刷、2% $CaCl_2$ 溶液。

【方法与步骤】

1. 家兔麻醉后，背位固定。切开颈部皮肤，分离颈总动脉，插管，放血入 3 个小烧杯内。1 号烧杯静置；2 号烧杯加入 3.8% 枸橼酸钠溶液（血与枸橼酸钠比例为 9：1），混匀；3 号烧杯用小号试管刷轻轻搅拌，数分钟之后，试管刷上结成红色血团。用水冲洗后，观察纤维蛋白的形状。然后比较 3 个烧杯的凝血情况。在 2、3 号烧杯中各滴加 2% $CaCl_2$ 1 滴，再观察凝血情况。

2. 预期结果　1 号烧杯：凝血。2 号烧杯：不凝。3 号烧杯：不凝，滴加 2% $CaCl_2$ 后，凝血。

【注意事项】

1. 烧杯使用前一定要洗净、烘干，保证没有水分、杂质残留。
2. 取血时避免兔毛等杂质混入。

【结果分析与讨论】

实验现象记录分析见表 2 - 6。

表 2 - 6　实验现象记录分析

烧杯号	1 号	2 号	3 号
溶血情况			
结果分析讨论			

【探索性思考题】

1. 正常人体内的血液为什么不会发生凝固？
2. 怎样加速或延缓血液凝固？试阐明其机制。
3. 枸橼酸钠抗凝的机制是什么？
4. 纤维蛋白原在凝血过程中有什么作用？

实验十二　食管、胃和小肠运动的观察

【目的要求】

1. 观察正常情况下，食管、胃和小肠的运动形式。
2. 了解神经和某些药物对食管、胃和小肠运动形式的影响。

【基本原理】

食管蠕动是复杂的吞咽反射动作的组成部分，是一种反射活动。胃肠道平滑肌总是保持一定的紧张度并产生一定形式的收缩运动。分别刺激吞咽反射的传入和传出神经，可观察和分析吞咽反射和食管蠕动的发生过程及特征。

【实验对象】

家兔。

【实验器材与试剂】

常用手术器械（粗剪、手术剪、手术钳、眼科剪、眼科镊、毁髓针、玻璃解剖针）保护电极、刺激器、兔解剖台、30g/L 戊巴比妥钠、阿托品注射液、新斯的明注射液、生理盐水。

【方法与步骤】

1. 反射与食管蠕动

（1）耳缘静脉注射戊巴比妥钠（浓度为 30g/L，按 1ml/kg 剂量给药）进行麻醉，然后背位将家兔固定于兔解剖台上。

（2）从喉头上缘沿正中线向下剪毛，并作长 5～7cm 的皮肤切口。暴露喉头，分离气管，并在气管下穿一条线备用。

（3）在喉头右侧分离喉头上神经，并在神经下穿双线，以备结扎用。分离左侧迷走神经，穿一条线备用。

2. 胃和小肠运动

（1）剪去上腹部毛，自剑突下沿腹正中线在腹壁上做一 8～10cm 切口，暴露胃和肠。

（2）在膈下食管的末端找出迷走神经的前支，套上保护电极。

3. 观察反射与食管蠕动

（1）拉气管的牵引线，使食管暴露。观察无刺激时食管的蠕动情况。

（2）观察用中等强度连续刺激食管时食管的反应。

（3）观察电刺激喉上神经时，有无吞咽活动及食管蠕动波。

（4）观察剪断迷走神经后，分别刺激其中枢端和外周端时，反应有何不同。

（5）在新斯的明作用的基础上，耳缘静脉注射阿托品注射液（含量 0.5mg/ml），观察胃肠运动的变化。

【注意事项】

1. 胃肠不要离开腹腔，并且要注意保温。

2. 随时用温热生理盐水湿润胃肠，防止干燥。

【探索性思考题】

食管、胃和小肠的运动形式是什么？

实验十三 胸内负压的测定

【目的要求】

1. 观察胸内压力。

2. 掌握呼吸运动对胸内负压的影响。

【基本原理】

胸膜腔是由脏层和壁层胸膜构成的密闭腔隙，两层间含有少量液体。胸膜腔内压力通常低于大气压，称为胸内负压，胸膜腔的密闭性及潜在的肺弹性回缩力是胸膜腔负压形成的必要条件。正常呼吸时，胸膜腔内的压力也会随着呼吸运动而变化。若胸膜腔密闭性被破坏，胸膜腔与外界相通形成气胸，则胸内负压消失。

【实验对象】

家兔 1 只。

【实验器材与试剂】

常用手术器械（手术剪、手术镊、止血钳、粗剪、眼科剪、眼科镊、玻璃解剖针）、兔手术台、气管插管、水银检压计、较粗的注射针头、戊巴比妥钠（30g/L）。

【方法与步骤】

1. 手术前准备

（1）实验装置准备 水银检压计内液面保持在"0"刻度处，并与动物胸膜腔在同水平。

（2）动物的麻醉　用戊巴比妥钠（浓度为30g/L，按1ml/kg剂量给药）从家兔耳缘静脉注射麻醉，固定在兔手术台上，颈部手术视野剪毛。

2. 手术及穿刺　沿颈部正中线切开皮肤5~7cm，用止血钳钝性分离皮下组织和肌肉，暴露和分离出气管，在气管上做一T形切口，插入气管插管，用棉线固定。将右侧第4~5肋间靠近腋前线处兔毛剪掉，用连于水银检压计的注射针头，沿肋骨上缘垂直刺入胸膜腔内，刺入深度约0.5cm，不宜过深或过浅。如刺入胸膜腔中，水银检压计液面会立刻发生移动。

3. 观察

（1）观察吸气与呼气时的水银检压计移动的幅度，记录胸内负压。

（2）将气管插管的右侧支管夹紧，使呼吸运动加强，观察呼吸道阻力增大时，胸内负压的变化。

【注意事项】

胸膜腔穿刺时，针头斜面应朝向头侧，针头刺入不能太深。

【探索性思考题】

1. 胸内负压是怎样形成的？有什么生理意义？

2. 呼吸道阻力增大对胸内负压有什么影响？

实验十四　瞳孔对光反射和近反射

【目的要求】

学习瞳孔对光反射和近反射的检查方法，了解其检查的临床意义。

【基本原理】

眼视近物或受光线刺激时，均可引起瞳孔大小的调节，前者为瞳孔近反射，后者为瞳孔对光反射。瞳孔对光反射中枢在中脑，其效应是双侧性的。检查瞳孔反射能了解包括中脑在内的神经反射弧是否正常。

【实验对象】

正常人。

【实验器材】

手电筒。

【方法与步骤】

1. 瞳孔对光反射

（1）直接对光反射　受检者坐在较暗处，检查者先观察受检者两眼瞳孔的大小，然后用手电筒照射受检者一侧瞳孔，正常情况下，可见该侧瞳孔迅速缩小；停止照射，瞳孔迅速恢复正常（成人瞳孔直径为 2.5~4.0mm，其变动范围为 1.5~8.0mm）。

（2）互感性对光反射（间接性对光反射）　用手沿鼻梁将两眼视野分开，用手电筒照射受检者一侧瞳孔，观察另一侧瞳孔是否缩小。

2. 瞳孔近反射　受检者注视正前方 5m 外某一物体，检查者先观察受检者两眼瞳孔的大小和位置，然后将物体迅速移到其眼前，受检者必须目不转睛地注视该物体，观察两眼瞳孔是否缩小，并注意有无双眼球会聚现象。

【注意事项】

瞳孔对光反射不能在强光下进行。

【探索性思考题】

1. 检查瞳孔对光反射有什么临床意义？
2. 讨论互感性对光反射的反射过程。

实验十五　视力测定

【目的要求】

学习视力测定的方法，了解其检查的临床意义。

【基本原理】

通常以分辨两点的最小视角（a′）来衡量视力（视敏度）。用标准对数视力表测定的视力，可用小数记录（V）或 5 分记录（L），$V = 1/a′ = d/D$；$L = 5 - \log a′$。为受检者辨认某字形视标的最远距离（视力表设计为 5m），D 为正常视力辨认该字形视标的最远距离（即设计距离，数值上 $D = 5a′$）。

视力表每行字旁边的 L、V 数值，表示 d = 5m 处能辨认该字形的视力，如受检者在 5m 处能辨认第 11 行字时，a′ = 1′，那么 $L = 5 - \log 1 = 5$；$V = 1/1 = 5/5 = 1.0$，同理只能辨认第 1 行字时，a′ = 10′，$L = 5 - \log 10 = 4$；$V = 1/10 = 5/50 = 0.1$。余依此类推。

【实验对象】

正常人。

【实验器材】

标准对数视力表、指示棒、米尺、遮眼板。

【方法与步骤】

1. 将视力表挂在光线充足墙上，表上第 11 行字与受检者眼睛于同一水平高度。受检者站或坐在距视力表前约 5m 处，用遮眼板遮一侧眼后，测试另一侧眼的视力。一般先测右眼，后测左眼。

2. 检查者用指示棒自上而下逐行指表上符号，每指一符号，让受检者说出表上"E"或"C"缺口的方向，直至不能辨清为止。受检者能分辨的最后一行符号的表旁数值，即代表受检者该侧眼的视力。

3. 依此法检查另一眼的视力。

【注意事项】

遮眼板的遮眼范围及与眼的距离要适宜。

【探索性思考题】

影响视力的因素有哪些?

实验十六　色盲检查

【目的要求】

1. 学会检查色盲的方法。
2. 了解色盲检查的临床意义。

【基本原理】

色盲是指一种对全部颜色或某些颜色缺乏分辨能力的色觉障碍,可分为全色盲和部分色盲。全色盲只能分辨明暗,极少见;部分色盲又可分为红色盲、绿色盲及蓝色盲,其中以红、绿色盲最为多见。可用色盲图谱检查。

【实验对象】

正常人。

【实验器材】

色盲检查图谱。

【方法与步骤】

1. 色盲检查图谱种类较多,使用前应仔细阅读使用说明书。
2. 在自然光线下,检查者逐页翻开检查图谱,受检者要尽快回答所见数字或图形,检查者注意其回答是否正确,时间是否超过30s。若有误,则应按色盲检查图谱的说明进行判断。

【注意事项】

检查时检查者要认真,不能对受检者有任何提示。

【探索性思考题】

1. 颜色视觉与哪一种感光细胞有关? 为什么?
2. 颜色视觉形成的"三原色学说"基本内容是什么?

实验十七　声波的传导途径

【目的要求】

1. 比较声波气传导和骨传导两条途径的听觉效果。

2. 掌握常用的鉴别听力障碍的检查方法。

【基本原理】

声波通过气传导和骨传导两条途径传入内耳。气传导是正常情况下声音传导的主要途径，当气传导发生障碍时，骨传导不受影响甚至相对增强。借此可鉴别听力障碍。

【实验对象】

正常人。

【实验器材】

音叉一盒、棉球、橡皮锤、秒表。

【方法与步骤】

1. 同侧耳气传导和骨传导（Rinne's test）的比较

（1）受检者背对检查者而坐，检查者先用橡皮锤敲响音叉后，立即将音叉柄置于受检者一侧颞骨乳突处（骨导）。此时受检者可听到音叉响声，当听不见声音时，立即将音叉移至同侧的外耳道口处（气导），受检者又可重新听到声音，直到听不见声音为止。接着，将敲响的音叉先置于外耳道口处，当听不见声音时，立即将音叉再移至同侧颞骨乳突部，询问受检者能否听到声音。分别记下从开始听到声音到听不见声音为止的时间，如气导时间比骨导时间长，称为 Rinne's test 阳性。

（2）用棉球塞住受检者同侧外耳道口（模拟气导障碍），重复上述实验步骤，如气导时间比骨导时间短，称为 Rinne's test 阴性。

2. 两耳骨传导（Weber's test）的比较

（1）将敲响的音叉柄置于受检者前额正中，正常时两耳听到的声音强度应相同。

（2）用棉球塞住受检者一侧耳孔，重复上述实验步骤。询问受检者声音偏向哪侧。下表是用 RT 实验和 WT 实验鉴别正常人、传音性耳聋和感音性耳聋的测试结果。其中，"→"表示偏向，"="表示声音在中间。

【注意事项】

1. 实验过程中，必须保持室内安静，避免影响听觉效果。
2. 不可在坚硬物体上敲击音叉，不可用力过猛。
3. 将音叉振动方向对准外耳道口时，不要触及耳廓和头发。

【结果分析与讨论】

实验测试结果见表 2-7。

表 2-7　测试结果记录

实验方法	正常人	传音性耳聋	感音性耳聋
RT	（+）	（-）、（±）	（+）
WT	=	→患耳	→健耳

【探索性思考题】

1. 分析声波传导的主要途径及原因。

2. 正常人为什么可听到不同频率的声音？

实验十八　胰岛素引起的休克现象

【目的要求】

1. 观察小白鼠注射过量胰岛素后引起的休克现象。

2. 了解胰岛素对血糖的影响。

【基本原理】

胰岛素是调节机体血糖的激素之一，当体内胰岛素浓度过度增高时，可引起血糖下降，使动物出现休克现象。

【实验对象】

小白鼠。

【实验器材与试剂】

鼠笼、注射器、胰岛素、20%葡萄糖溶液。

【方法与步骤】

1. 将小白鼠放在鼠笼中，观察其正常活动情况。

2. 取禁食1日的小白鼠2只，腹腔注射胰岛素20U/只，记录注射时间。

3. 观察小白鼠的活动情况，当小白鼠出现角弓反张、乱滚等惊厥反应时，记下时间，并立即给其中一只小白鼠皮下或腹腔内注射20%葡萄糖溶液2~3ml，另一只小白鼠不注射20%葡萄糖溶液，再观察小白鼠活动的改变。并分析实验结果。

【注意事项】

实验前1日注意禁食。

【结果分析与讨论】

实验结果及分析见表2-8。

表2-8　测试结果及分析

	潜伏时间	注射胰岛素后反应	注射20%葡萄糖溶液后反应
1号小白鼠			
2号小白鼠			
结果分析与讨论			

【探索性思考题】

正常机体内的胰岛素是怎样调节血糖水平的？

实验十九　肾上腺摘除动物的观察

【目的要求】

1. 了解研究内分泌腺功能的摘除实验法。
2. 验证肾上腺的作用及其对生命活动的重要性。

【基本原理】

肾上腺皮质释放糖皮质激素、盐皮质激素和性激素三类激素，生理功能较广泛而复杂；而肾上腺髓质产生肾上腺素和去甲肾上腺素。正常情况下，糖皮质激素、肾上腺素和去甲肾上腺素共同参与调节机体对抗有害刺激的反应，并可增强机体的应激能力。因肾上腺髓质功能类似交感神经，摘除动物肾上腺后，对机体影响较小，而肾上腺皮质功能失调现象则迅速出现。

【实验对象】

大白鼠。

【实验器材与试剂】

外科手术器械、棉球、动物秤、大玻璃缸、秒表、乙醚、10%生理盐水。

【方法与步骤】

1. 肾上腺摘除对生命维持的影响

（1）选择雄性大白鼠9～30只，分别记录体重，然后分成3组，每组3～10只。第1组假手术，保留肾上腺，做对照。第2、3组动物手术摘除双侧肾上腺。

（2）肾上腺摘除手术时，用乙醚麻醉大白鼠，取俯卧位，背部剪毛。在大白鼠胸椎交界处，沿背部正中线皮肤做一约3cm长的切口。接着使大白鼠先向右侧卧倒，用小剪刀轻轻沿左侧最后一根肋骨与脊柱之交点分离肌肉（注意避开该处附近的小动脉和静脉），右手持大止血镊撑开创口，左手持小止血镊，将肾脏上面的肾上腺（脂肪组织包裹着的粉黄色绿豆大小组织）提出至创口处。右手持小弯钳分离肾上腺下面通至肾上腺的血管，并紧紧夹住血管，用小剪刀将肾上腺剪下。使大白鼠向左侧卧倒后，用同样方法取出右侧肾上腺（右侧肾上腺位置略高），随后缝合背部皮肤。

（3）术后第1、2组大白鼠用水做饮料；第3组大白鼠用10%生理盐水做饮料；3组大白鼠在同样环境下饲养。

（4）观察、比较3组动物在1周之内体重变化、死亡率、肌肉的紧张度和食欲的差别。

2. 去肾上腺后大白鼠运动功能与应激功能的改变

（1）将体重和性别相同的大白鼠分成两组，每组6只。第1组大白鼠保留肾上腺作为对照，第2组摘除肾上腺作为实验组，术后在同样条件下饲养。环境温度保持相对恒定（约20℃），食物、水分供应必须充足（第2组大白鼠供应10%生理盐水），小心护理,避免大白鼠死亡。在实验前2天将第2组改为清水饮料,两组动物均停止供食。

(2)实验时,将两组大白鼠各取3只同时放入水温4℃以下大玻璃缸内,开始计时,观察哪组大白鼠先溺水下沉。当有1组大白鼠全部溺水下沉时,记录时间,然后将大白鼠同时从水中取出,观察溺水大白鼠的恢复情况。从两组各领取3只放入缸内水中,比较两组大白鼠的姿势、活动情况、肌肉紧张度。

【注意事项】

1. 注意控制好麻醉的深浅程度。

2. 手术过程中创口切勿太大,尽量避开血管,防止大白鼠失血过多。

3. 根据大白鼠在4℃以下水温中运动的情况,可酌量提前或延缓把大白鼠取出。

【结果分析与讨论】

1. 肾上腺摘除对生命维持的影响见表2-9。

表2-9 肾上腺素摘除对生命维持的影响记录

	体重变化	死亡率	肌肉紧张度	食欲差别
空白对照组				
摘除肾上腺素组（给清水）				
摘除肾上腺素组（给10%生理盐水）				
结果分析、讨论				

2. 去除肾上腺素后大白鼠运动功能与应激功能的改变见表2-10。

表2-10 去除肾上腺素后大白鼠运动功能与应激功能的改变

	溺水时间	姿势	活动情况	肌肉紧张度
摘除肾上腺素组				
对照组				
分析与讨论				

【探索性思考题】

根据实验结果,分析肾上腺糖皮质激素的作用。

实验二十 人的视野与盲点测量

【目的要求】

1. 了解测定视野的意义,测量出人体视野范围。

2. 寻找盲点的存在,并计算盲点所在的位置和范围。

【基本原理】

1. 视野 视野是单眼固定注视正前方一点时所能看见的空间范围,此范围又称为周边视力，也就是黄斑中央凹以外的视力。借助此种视力检查可以了解整个视网膜的感光功能，并有助于判断视觉传导通路以及视觉中枢的机能。正常人的视力范围在鼻侧和额侧较窄，在颞侧和下侧较宽。在相同的亮度下，白色视野最大，红色次之，绿色最小。不同颜色视野的大小，与面部结构有关，更主要的是取决于不同感光细胞在视网膜上的分布情况。

2. 盲点　视网膜在视神经离开视网膜的部位（即视神经乳头所在的部位）没有视觉感受细胞，外来光线成像于此不能引起视觉，故称该部位为生理性盲点。由于生理性盲点的存在，所以视野中也存在生理性盲点的投射区。此区为虚性绝对性暗点，在客观检查时是完全看不到视标的部位。根据物体成像规律，通过测定生理性盲点投射区域的位置和范围，可以根据相似三角形各对应边成正比的定理，计算出生理盲点所在的位置和范围。

【实验对象】

大白鼠。

【实验器材】

视野计、红色和绿色视标、黑色视标、视野图纸、尺、白纸、眼罩、铅笔自备。

【方法与步骤】

1. 视野

（1）观察视野计的结构和熟悉使用方法　视野计的样式颇多，最常用的是弧形视野计。它是安在支架上的半圆弧形金属板，可围绕水平轴旋转360°。该圆弧上有刻度，表示由点射向视网膜周边的光线与视轴之间的夹角。视野界限即以此角度表示。中央装一个固定的黄色注视点，其对面的支架上附有可上下移动的托颌架。测定时，受试者的下颌置于托颌架上。此外，视野计附有各色视标，在测定各种颜色的视野时使用。

（2）在明亮的光线下，受试者下颌放在托颌架上，调整托架高度，使眼与弧架的中心点在同一条水平线上。遮住一眼，另一眼凝视弧架中心点，接受测试。

（3）实验者从周边向中央缓慢移动紧贴弧架的白色视标，直至受试者能看到为止。记下此时视标所在部位的弧架上所标刻度。退回视标，重复测试一次，待得出一致的结果以后，将结果标在视野图的相应经纬度上。同法测出对侧的度数。

（4）将弧架一次转动45°，重复上述测定，共操作4次得8个度数，将视野图上8个点依次相连，便得出白色视野的范围。每做完弧的一个位置休息2min。

（5）按上述方法分别测出该侧的红色、绿色视野。

2. 盲点

（1）将白纸贴在墙上，受试者立于纸前50cm处，用遮眼罩遮住一眼，在白纸上与另一眼相平的地方用铅笔划一"＋"字记号。令受试者注视"＋"字。实验者将视标由"＋"字中心向被测眼颞侧缓缓移动。此时，受试者被测眼直视前方，不能随视标的移动而移动。当受试者恰好看不见视标时，在白纸上标记视标位置。然后将视标继续向颞侧缓缓移动，直至又看见视标时记下其位置。由所记两点连线之中心点起，沿着各个方向向外移动视标，找出并记录各方向视标刚能被看到的各点，将其依次相连，即得一个椭圆形的盲点投射区。

（2）根据相似三角形各对应边成正比定理，可计算出盲点与中央凹的距离及盲点直径。

盲点距中央凹的距离 = 盲点投射区至"＋"字距离 ×15/500（mm），盲点直径 = 盲点投射区直径 ×15/500（mm）

【观察项目】

1. 视野

被试：×××　主试：×××　被测眼：右眼

右眼红色视野相应经纬度的原始数据见表 2 - 11。

表 2 - 11　右眼红色视野相应经纬度的原始数据

经度/°	纬度/°
0	70
45	48
90	44
135	46
180	47
225	38
270	34
315	43

2. 盲点

被试：××　主试：××　被测眼：右眼

根据测量，盲点投射区至"＋"字的距离 = 236mm，垂直径 = 60mm，横径 =20mm

【实验结果】

1. 视野　视野图如图 2 - 21。

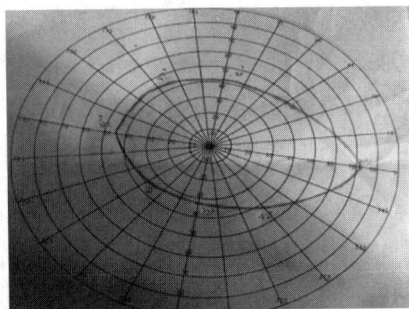

图 2 - 21　视野图

2. 盲点

（1）$\dfrac{\text{盲点与中央凹的距离}}{\text{盲点投射区域与“+”字的距离}} = \dfrac{\text{节点与视网膜的距离（以 15mm 计）}}{\text{节点到白纸的距离（500mm）}}$

（2）$\dfrac{\text{盲点的直径}}{\text{盲点投射区域的直径}} = \dfrac{\text{节点与视网膜的距离（以 15mm 计）}}{\text{节点到白纸的距离（500mm）}}$

根据公式计算得出盲点与中央凹的距离 = 7.08mm，盲点横径 = 1.8mm，盲点垂直径 = 0.6mm，实验结果与正常盲点值相比，不符合生理性盲点垂直径 7.5 ± 2cm，横径 5.5 ± 2cm 的规律。

【结果分析与讨论】

1. 视野

（1）视野测定时，被测的眼睛没有一直盯着中央的小圆片，眼睛有所转动，使被测提前或者延后看见亮片。

（2）仪器问题，如金属刻度感的角度不精确。

（3）被测者心理期望，导致测量数据偏差很大。

（4）主试对是否看到红点的标准没有明确规定。

（5）在测量期间，被测者反映由于没有中间的休息，眼睛过度疲劳，也会导致一定的误差。

2. 盲点

（1）实验者与“+”的距离不能始终保持在 50cm。

（2）实验者对于看到与看不到“+”的界定是模糊的，主观判断不是很标准明确，所以测量结果还是误差极大。

（3）移动白纸时，保持水平的移动。

（4）只测量了一次，如果多次测量，应该会相对提高准确性。

（5）实验操作时，没有保持实验室的安静，影响被测试的判断。

第三章　人体解剖生理学综合性实验实训项目

实训一　神经干动作电位测定及兴奋传导速度和不应期测定

【目的要求】

1. 掌握坐骨神经标本的制备方法并按要求制备出完整的蟾蜍坐骨神经标本。

2. 掌握神经干动作电位的引导、不应期及动作电位传导速度的测定方法。

3. 学会用细胞外电刺激诱发神经干动作电位的方法；掌握生物电记录的一般原则和方法；熟悉生物信号采集处理系统的操作。

4. 要求学生了解科研过程，培养学生发现问题、分析问题、解决问题的能力。

5. 要求学生能独立操作每一个实验步骤，了解和掌握相关的原理，培养学生熟练操作。

【基本原理】

可兴奋组织如神经纤维在受刺激而兴奋时，细胞膜电位将发生一系列短暂的变化。由安静状态下的膜外正内负的静息电位变为兴奋状态下的膜外负内正的去极化状态。因此，在膜外兴奋区相对于未兴奋区来说电位为负。这种电位差所产生的局部电流又引起邻近未兴奋区的去极化，使兴奋沿细胞膜传向整个细胞，而原来的兴奋区的膜电位又恢复到膜外正内负的静息水平。这种可传播的、短暂的膜电位变化称之为动作电位。可兴奋组织在一次兴奋之后，其兴奋性要经历一个规律的时相变化，依次是绝对不应期、相对不应期、超常期和低常期，然后才恢复到正常的兴奋性水平。

【实训内容】

1. 坐骨神经标本制备。

2. 坐骨神经干动作电位测定。

3. 坐骨神经干兴奋传导速度和不应期测定。

【实训对象】

蟾蜍或蛙。

【实训器材与试剂】

1. **实验材料**　蟾蜍或蛙、蛙类手术器械一套（包括探针、粗剪、手术剪、眼科剪、镊子、玻璃分针）、蛙板、滴管、培养皿、烧杯、棉线、棉球、滤纸片。

2. **实验试剂**　任氏液。

3. **实验仪器**　生物信号采集处理系统、打印机、神经标本屏蔽盒。

【方法与步骤】

（一）步骤和观察指标

1. 仪器装置　准备好生物信号采集处理系统及相关电极。

2. 制备蟾蜍坐骨神经标本

（1）破坏脊髓　左手握住蟾蜍，用食指下压蛙头使头前俯（图3-1），右手持探针从枕骨大孔垂直刺入，再向前刺入颅腔，左右搅动捣毁脑组织；然后将针退至皮下，再将针尖向后刺入椎管捣毁脊髓。若蟾蜍四肢肌肉松软，呼吸消失表示脊髓已破坏完全。否则，按上述方法再行破坏。

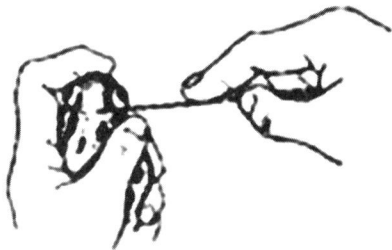

图3-1　破坏蛙脑脊髓

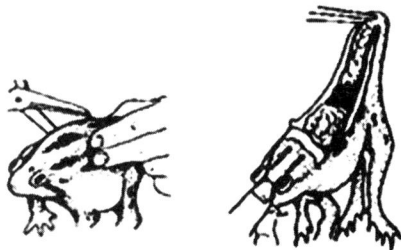

图3-2　剪除躯干上部及内脏

（2）剥皮　以两腋下为水平点，沿胸廓剪开一圈皮肤，然后左手捏住头部，右手捏住断端皮肤边缘，向下剥掉全部断端的皮肤（图3-2）。

（3）剪除躯干上部及内脏　用左手在背部捏住脊柱尾端，让头与内脏自然下垂，右手持粗剪刀在骶髂关节水平以上1cm处剪断脊柱，剪除全部下垂的头及内脏，保留后肢，腰背部脊柱。将标本放在盛有任氏液的烧杯中。将手及用过的剪刀、镊子等全部手术器械洗净.

（4）分离两腿　沿正中线用粗剪刀将脊柱分为两半（勿损伤坐骨神经），并从耻骨联合中央剪开两侧大腿。将分离后的两腿放在盛有任氏液的烧杯中。

（5）游离坐骨神经　取一只腿腹侧向上固定于蛙板上，用玻璃分针沿脊柱侧将坐骨神经根游离，在脊柱近处用一线将神经结扎并剪断。将标本背侧向上固定。并于背侧沿坐骨神经沟（股二头肌和半膜肌之间的裂隙中）分离，剪断坐骨神经所有分支，一直游离至膝关节，再向下继续分离，在腓肠肌两侧肌沟内找到胫神经和腓神经，分离两支直至足趾，用线结扎，在结扎线的远端剪断，只保留坐骨神经，不要肌肉。将神经标本浸入任氏液中备用。

3. 神经干标本制备　将标本盒的电极用浸有任氏液的棉球擦净。用自来水浸润的滤纸片贴于标本盒的内面，以防神经干燥。用镊子夹住标本两端的结扎线，将神经置于标本盒电极上，中枢端置于刺激电极侧，外周端放在记录电极侧。轻轻拉直神经，不要扭曲。

（二）观察与记录

1. 寻找阈刺激和最大刺激　先将刺激强度设为零，再逐渐增大，直至出现动作电位时（此时的刺激强度即为阈强度）；逐渐增大至动作电位幅度达到最大值为止，该强度的刺激为最大刺激（记下该强度值）。

2. 测定传导速度　测量两记录电极之间的距离 s（mm）和传导所用时间 t（ms），然后，根据公式 $v = s/t$，计算出传导速度。

3. 观察不应期　给神经干最大刺激强度使之出现两个大小相等的动作电位，如果出现则用改变刺激间隔的时间，逐渐缩短两刺激间隔时间至第 2 个动作电位刚好变小，此时的刺激间隔时间即为动作电位的恢复周期。如再逐渐缩短刺激间隔时间，第 2 个动作电位刚好消失，则该不应期为绝对不应期。记下绝对不应期，动作电位恢复周期减去绝对不应期就等于相对不应期。

4. 观察双相动作电位及单相动作电位　以上观察到的都是双相动作电位，用小镊子将两根引导电极（r_1 至 r_2）间的神经干夹伤，可见动作电位的第二相消失，变为单相动作电位。

【注意事项】

1. 神经干标本应尽量分离得较长越一些，且要剥离干净，但又不能损伤神经主干。分离时应用玻璃分针，并用眼科剪小心剪去神经分支及周围结缔组织，切忌撕拉。

2. 神经干标本应与记录电极紧密接触，特别要注意与接地电极的接触。神经干不能打折，并经常保持湿润，又要注意防止电极间短路。

3. 刺激强度应要从最小的强度开始，逐步增加刺激强度，且持续刺激时间不宜过长，防止损伤神经干。

【探索性思考题】

1. 简述双相动作电位和单相动作电位的产生原理。两者在时程和幅度上有何不同？

2. 为什么在一定范围内，神经干动作电位的幅度随着刺激强度增大而增大？这与动作电位产生的"全或无"现象有无矛盾？

3. 为什么记录到的双相动作电位的第一相和第二相的波形、幅值不对称？

实训二　包扎与固定

【目的要求】

1. 学习基本的急救知识。

2. 熟练掌握创伤急救方法中的包扎及固定技术。

【基本原理】

包扎的目的在于压迫止血，保护伤口，减少感染，固定敷料夹板，夹托受伤的肢体，防止损伤血管、神经等严重并发症，减轻伤员痛苦。包扎的要求是动作轻、快、准、牢，包扎前要弄清包扎的目的，以便选择适当的包扎方式，先对伤口做初步处理。包扎的松紧要适度，太紧会影响血液循环，太松会移动脱落。包扎材料打结（或其他方法固定）的位置，要避开伤口和坐卧受压的地方。为骨折而做的包扎应露出伤肢末端，以便观察肢体血液循环的情况。

骨折要进行临时固定，避免在运送过程中患者重新受伤。骨折临时固定的操作如下。

（1）止血　骨折固定之前要注意伤口和全身状况，如伤口出血，则应先止血，后包扎固定。

（2）加垫　在骨折处要用棉花或布块等软物垫好，尽量使夹板等固定材料不直接触皮肤。

（3）不随意搬动骨折部位　为防止骨折断端刺伤神经、血管，在固定时不要随意搬动；外露的断骨不能直接送回伤口内，以免增加污染。现场急救不可避免地要移动伤肢时，可一人握住伤处上方，另一人握住伤处下端，沿着肢体的纵轴线向相反方向牵引，在不扭曲伤肢的情况下让骨折断端分离开，然后边牵引边移动，其他人可进行固定，固定时应先捆绑骨折断端上端，后绑下端，然后再固定骨折断端的上下两个关节。

（4）固定、捆绑的松紧度要适当　太松容易滑脱，失去固定作用；太紧会影响血液循环。固定时要外露指（趾）尖，以便观察血流情况，如果发现指（趾）尖苍白或青紫，要马上放松并重新包扎固定。包扎固定完成后应记录固定的时间，并迅速送医院做进步的诊治。

【实训对象】

正常人。

【实训器材】

1. 常用的包扎材料

（1）三角巾　用一块边长 1m 的正方形棉布，沿着对角线剪开即为两条三角巾根据包扎的实际需要再将三角巾的顶角折向底边的中央，折叠成一定宽度的条带。若将三角巾的顶角偏折到底边中央偏左或偏右侧，便成为燕尾巾，其夹角的大小可视实际包扎需要而定。

（2）绷带　我国标准绷带长 6m，宽度有 3、4、5、6、8、10cm 6 种规格，供临床包扎实际需要选用。绷带的一头卷起为单头绷带，从两头卷起则为双头绷带。其长度可视包扎部位的需要而定。

危急情况下没有上述常规包扎材料时，可用身边的衣服、毛巾、手绢等材料进行包扎。

2. 骨折固定的材料

（1）夹板　用于扶托固定伤肢，其长度和宽度要与伤肢相适应，长度一般要跨伤处上下两个关节位。没有夹板时可用健侧肢体、竹片、树枝、厚纸板、报纸卷等代替。

（2）敷料　用于垫衬的可用棉花、布块、衣服等软材料；用于包扎捆绑夹板的可用三角巾、绷带、头巾、腰带、绳子等，但不能用铁丝、电线。

【方法与步骤】

1. 绷带包扎方法 这里只介绍最简单的四种。

（1）环形包扎法 此法是各种绷带包扎中最基本的方法。一般常用于手腕、肢体、胸、腹等肢体粗细大致相同部位的包扎。方法如下。先将绷带拿好，如图3-3所示，然后做环形重叠缠绕，第一圈环绕稍斜；第二、三圈进行环绕，并将第一圈斜出的绑带角反折至圈内，继续重叠环绕固定，以后的每一圈均将上一圈的绷带完全覆盖；最后将带尾固定，可用扣针或医用胶布将带尾固定，或将带尾剪成两头，打结固定。

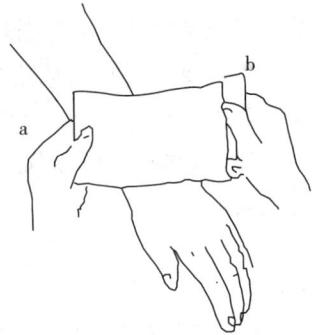

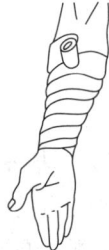

（2）螺旋形包扎法 此法常用于肢体粗细大致相同部位的包扎和固定。方法如下。先按环形包扎法缠绕数圈，然后将绷带按一定间隔向上做螺旋形缠绕，每缠绕一圈都将最后固定带尾。

图3-3 绷带握持示意图

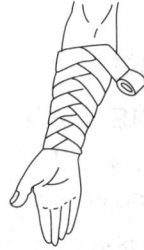

（3）螺旋形反折包扎法 此法常用于肢体粗细差别较大的前臂，小腿部位的包扎。方法如下。先按环形包扎法缠绕数圈，然后做螺旋形缠绕，待缠绕至渐粗处时，将每一圈绷带反折，反折时可先用左手拇指按住反折处，再用右手将绷带反折向下拉紧缠绕肢体，并覆盖前一圈绷带的1/3或2/3，最后固定带尾（见图3-4）。

（4）花式包扎（"8"字形包扎法）此法常用于肘、膝及肩、髋等关节部位的包扎方法如下。包扎起点在关节中央，先做一固定的环绕，然后向下缠绕一圈，再向上缠绕一圈，形成"8"字形的缠绕，并覆盖前一圈的1/2，最后固定带尾（见图3-4）。

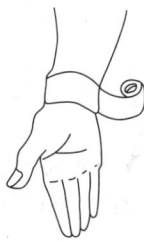

1.环形包扎法　　2.螺旋形包扎法　　3.螺旋反折包扎法

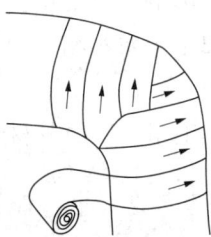

4."8"字形包扎法　　5.回形包扎法

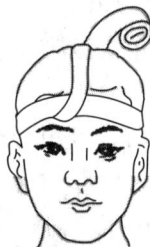

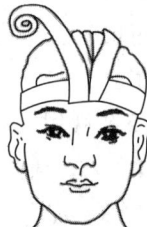

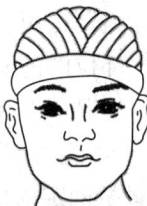

图3-4 各种包扎法

2. 头部包扎方法

（1）头部帽式包扎法 首先，将三角巾的底边向内折叠约两指宽，置于前额眉处，顶角向后覆盖头部；接着，将两底角经耳上缘向后拉到枕部下方，左右交叉压住顶角，再绕到前额打一平结固定；然后将顶角折入底边内（图 3 - 5）。

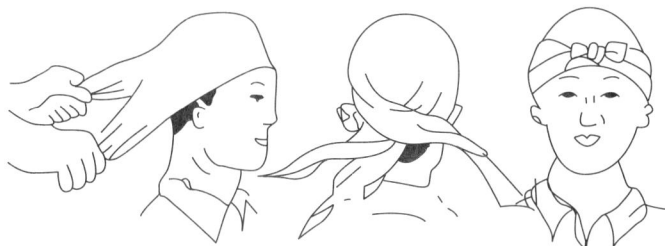

图 3 - 5 头部帽式包扎法

（2）头、耳部风帽式包扎法 首先，在三角巾顶角处打一结，成风帽状；接着，将顶结置于前额中央，头部套入风帽内，包住头部，向下拉紧两底角；然后将底边向外反折 2~3 指宽的边，左右交叉包绕下颌，绕到枕后打一平结固定。

3. 骨折简介

（1）骨折的分类 人体骨骼因外伤发生完全或不完全的断裂叫做骨折。根据骨折断端是否与外界相通可分为开放性骨折和闭合性骨折，骨折断端与外界直接相通的叫开放性骨折，未与外界相通的叫闭合性骨折。根据骨骼断裂程度的不同，又可分为完全性骨折、不完全性骨折。根据骨折线的走向不同，可分为横行骨折、斜行骨折、压缩性骨折、粉碎性骨折等。还可按骨骼的名称分为尺骨骨折、股骨骨折、桡骨骨折等。不同类型的骨折其治疗、处理的方法也不尽相同。

（2）骨折的主要症状 骨折的类型和部位不同，其症状也不完全相同。骨折的局部症状主要有如下几种。①疼痛：骨折部位疼痛，活动时疼痛加剧，局部有明显的压痛感。②肿胀：骨折处小血管的损伤和软组织损伤，可使骨折部位出现肿胀。③畸形：由于骨折处的错位，肢体常发生弯曲、缩短、旋转等畸形，当骨骼完全断离时，还可能出现假关节样异常活动。④功能障碍：骨折后，肢体原有的骨骼杠杆支持功能丧失，如上肢骨折时不能提、拿，下肢骨折时不能站立、行走。⑤当骨折断端刺破大血管时，伤员往往发生大出血，甚至出现休克多见于骨盆骨折。

4. 骨折固定

（1）前臂骨折的固定方法 有夹板时，可将两块夹板分别置放在前臂的掌侧和背侧，可在伤员患侧掌心先放团棉花（或一块布、一团纸巾等），让伤员握住掌侧夹板的一端，使腕关节稍向背屈后再固定，然后用三角巾将前臂悬挂在胸前（图 3 -6）。

无夹板时，可将伤侧前臂屈曲，手端略高，用三角巾将其悬挂在胸前，再用一条三角巾将伤臂固定在胸前。具体方法：将三角巾从上臂和肘后穿过，使底边下垂，顶角置于肘外侧，把上角从伤者颈后绕至颈前，把下角上折到颈部，与上角打一平结，最后将顶角打结固定。

（2）上臂骨折的固定方法　有夹板时，可将伤肢屈曲贴在胸前，放一块夹板在伤臂外侧，垫好后用两条布带将骨折处上下两端固定并吊在胸前，然后用三角巾（或布带）将上臂固定在胸部（图3-7）。

无夹板时，可将上臂自然下垂，先用三角巾固定在胸侧，再用另一条三角巾将前臂挂在胸前。亦可先将前臂吊挂在胸前，再用另一条三角巾将上臂固定在胸部。

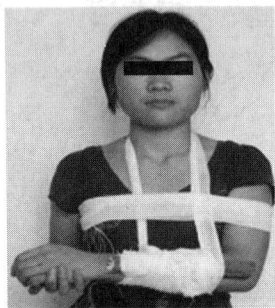

图3-6　前臂骨折固定　　　　　　　　　图3-7　上臂骨折固定

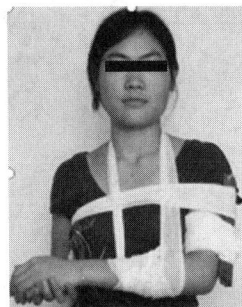

【注意事项】

1. 包扎时要注意使用和美观并重，绷带不能过紧，防止血液流通不畅，也不能过松，过松达不到止血效果。

2. 固定时注意保护的关节功能，一定要使关节处于工作状态。

【探索性思考题】

根据不同伤势，解释所采取的包扎和固定方法。

实训三　心肺复苏

【目的要求】

1. 了解初期心肺复苏的原理及方法。

2. 掌握初期心肺复苏的内容、方法、注意事项。

3. 掌握心肺复苏的监测与护理。

【基本原理】

1. 心肺复苏的原理　空气中约含80%的氮气，20%的氧气（其中包括微量的其他气体）。而人体呼出的气体成分，氮气仍占约80%，氧气降低为16%，二氧化碳占4%。由此可知，正常呼吸所呼出的气体仍然能够满足人体对氧的需求。所以，可以利用人工呼吸吹送空气进入肺内，再配合心外按摩，促使血液在肺部交换氧气后循环到脑部及全身，以维持脑细胞及组织器官的存活。

2. 心肺复苏的重要性　当人体呼吸、心跳停止时，心脏、脑部及其他组织器官都将因缺乏氧气而渐趋坏死，临床上发现患者的嘴唇、指甲及面色由原有的正常色逐渐趋向深紫色，瞳孔也不断扩大。在呼吸、心跳停止4min内，肺内与血液中尚存的氧气可维持供应，因此在此时间内正确实施心肺复苏术可使脑细胞不受损伤；在4～6min之间脑细胞可能受到损伤；6min以上会有不同程度的损伤；10min以上就会造成脑细胞因缺氧而坏死。

【实训对象】

蟾蜍或青蛙。

【实训器材】

一次性口膜、心肺复苏模型。

【方法与步骤】

（1）判断周围环境，说："周围环境安全"。

（2）判断患者意识、呼吸、脉搏；轻拍患者肩部，呼叫"喂，你怎么了？"如无意识（1岁以内婴儿判断有无意识，可拍击足底、捏掐上臂），应立即大声呼救："来人啊！救命啊！"利用"一看、二听、三感觉"的方法判断患者有无呼吸、脉搏。"一看"是看患者有无肢体活动；"二听"是听患者有无呼吸音；"三感觉"是感觉患者有无颈动脉搏动。注意安置好患者体位。

（3）开放气道。临床上常采用以下三种方法（必要时先清除口鼻腔内异物）：仰头举颏法、仰头抬颈法、双下颌上提法。怀疑有颈椎损伤的伤员可用双下颌上提法，而不宜用仰头抬颈法。开放气道，成人头后仰90°（下颌角与耳垂连线垂直地面），儿童头后仰60°，婴儿头后仰30°。

（4）进行人工呼吸，即口对口吹气。救护人一手扶住患者下额，另一只手的拇指和示指捏紧患者的鼻翼，深吸一口气，用双唇包严患者口唇四周，再缓慢持续将气体吹入。同时观察患者胸部是否起伏。连续吹气2次。成人每分钟吹气12次（每5秒吹一次）。每次吹气量700～1100ml（图3-8⑦）。

（5）建立人工循环。胸外心脏按压位置为胸骨下1/2的位置。定位方法有如下两种。

方法一：①救护者一手的中指置于患者一侧肋弓下缘。②中指沿肋弓向上滑到肋弓的汇合点（剑突处），中指定位于此处，示指紧贴中指。③另一只手的手掌根部贴在定位之手的示指并平放，使手掌根部的横轴与胸骨的长轴重合。④定位之手放在另一只手的手背上，两手掌根重叠，十指相扣，手心翘起，手指离开胸壁。⑤上半身前倾，双肩位于双手的正上方，两臂伸直，垂直向下用力，借助自身上半身的体重和肩臂部肌肉的力量进行操作（图3-8⑧）。

方法二：①救护者将一手平放在患者胸骨的下中处，使中指对着患者的胸骨上凹。②此手掌根部紧贴胸壁，手掌翘起离开胸壁。再顺时针旋转90°使掌根的横轴与胸骨的长轴重合并固定。④定位之手放在另一只手的手背上，两手掌根重叠，十指相扣，手心翘起，手指离开胸壁。⑤上半身前倾，双肩位于双手的正上方，两臂伸直，垂直向下用力，借助自身上半身的体重和肩臂部肌肉的力量进行操作（图3-9）。

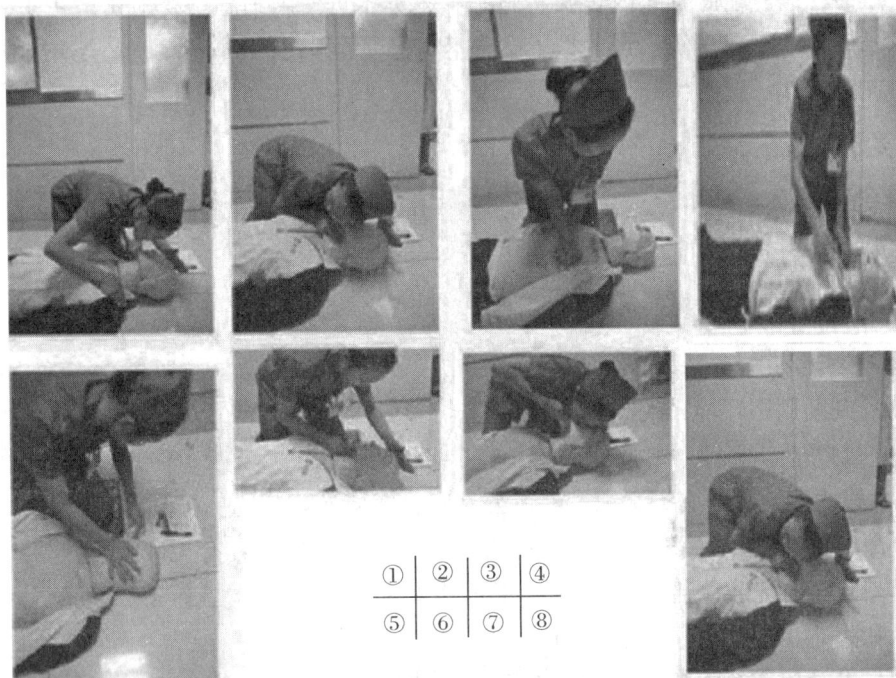

| ① | ② | ③ | ④ |
| ⑤ | ⑥ | ⑦ | ⑧ |

图3-8　单人心肺复苏全过程示意图

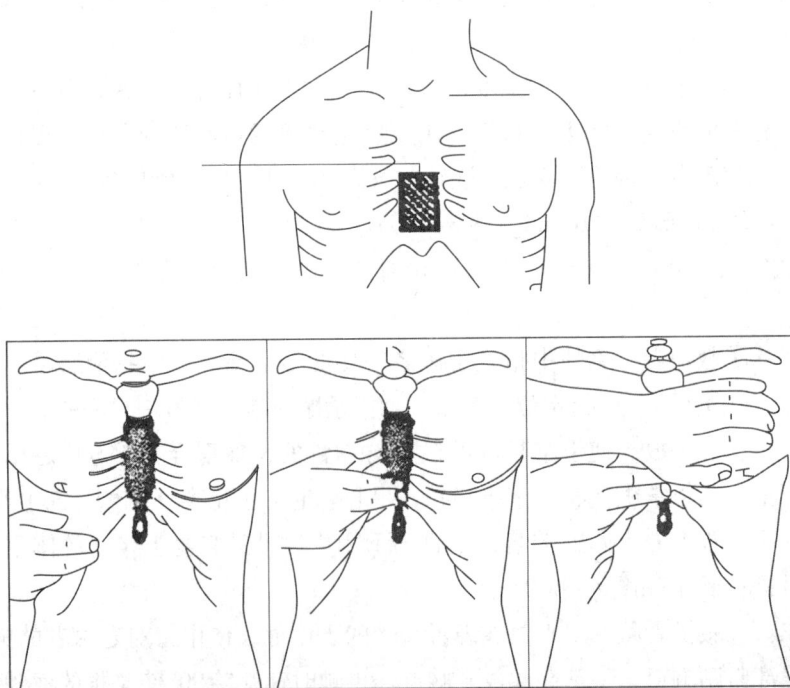

图3-9　按压示意图

方法三：①救护者将左手掌根部平放在患者胸部两乳头连线的中点处，固定。②右手放左手的手背上，两手掌根重叠，十指相扣，手心翘起，手指离开胸壁。③施救者上半身前倾，双肩位于双手的正上方，两臂伸直，垂直向下用力，借助自身上半身的体重和肩臂部肌肉的力量进行按压操作（图 3-9）。

【注意事项】

实行心肺复苏术时，口对口吹气和胸外心脏按压应同时进行（可单人操作或双人同时进行）。按压与吹气的比例为 30∶2。

（1）吹气 2 次，胸外心脏按压 30 次，吹气与按压的次数过多过少，均会影响复苏的成败。

（2）胸外按压的部位不能太低，以免损伤肝、脾、胃等内脏。按压的力量要适宜，按压力量过猛过大都会导致胸骨骨折，出现气胸或血胸。按压力量太轻，形成的胸腔压力太小，则不足以推动血液循环。

（3）口对口的吹气量不能太大（不应超过 1200ml），吹入时间不宜太长，以免发生急性胃扩张。吹气过程中要注意观察患者气道是否通畅，即胸腔是否被"吹起"。

（4）复苏的成功与终止。进行心肺复苏术后，患者面色转红，瞳孔缩小，对光反射恢复，脑组织功能开始恢复（如患者出现挣扎、有吞咽动作等），能自主呼吸，脉搏恢复等，可认为心肺复苏成功。如经过约 30min 的心肺复苏抢救，不出现上述复苏的表现，则说明复苏失败。若患者有脉搏，收缩压保持在 60mmHg 以上，瞳孔处于收缩状态，无论能不能自主呼吸，都应继续进行心肺复苏抢救。如患者深度意识不清、缺乏自主呼吸、瞳孔散大固定，表明已经脑死亡。心肺复苏持续 1h 之后，心电活动不恢复，表示心脏死亡。患者如出现尸斑时，可放弃心肺复苏抢救。

【探索性思考题】

初期心肺复苏的方法注意事项是什么？

实训四　蛙类离体心脏灌流及药物影响

【目的要求】

1. 学习离体蛙心灌流的实验方法，了解离体器官的研究方法。

2. 观察内环境理化因素相对稳定对维持心脏正常节律性活动的重要作用，了解肾上腺素、乙酰胆碱等激素、神经递质对心脏活动的调节意义。

3. 观察强心苷、中草药提取物和一些临床治疗药物对离体蛙心的直接作用。

【基本原理】

心脏正常的节律性活动必须在适宜的理化环境中进行，一旦适宜的环境被破坏，例如酸碱度及离子浓度的急剧改变等，心脏的活动就会受到影响。

在整体内，心脏的活动受自主神经的双重支配，交感神经兴奋时，其末梢释放去甲肾上腺素，使心肌收缩力量增强，心率加快；而迷走神经兴奋时，其末梢释放乙酰胆碱，使心肌收缩力量减弱，心率减慢。

强心苷类药物能够增强心肌收缩能力，减慢心率。动植物提取物对心脏功能的影响与其内部所含物质的成分有关。

【实训对象】

蛙或蟾蜍。

【实训器材与试剂】

蛙或蟾蜍、蛙心套管、套管夹、支架、双凹夹、滑轮、烧杯、常用手术器械、蛙板、蛙心夹、计算机采集系统、张力传感器、滴管、培养皿、污物缸、纱布、棉线、橡皮泥、任氏液、0.65% NaCl、1% $CaCl_2$、1% KCl、3% 乳酸、2.5% $NaHCO_3$、1：5000 肾上腺、1：10000 乙酰胆碱、300U/ml 肝素、强心药物、中草药提取物等。

【方法与步骤】

1. 取一只蛙或蟾蜍，双毁髓后背位于蜡盘中，仔细识别心脏周围的大血管。在左动脉下方穿一线，于动脉圆锥处结扎，再从左右两动脉下方穿一线，并打一活结备用。左手提起主动脉上的结扎线，右手用眼科剪在结扎线下方，沿向心方向将动脉上壁剪一斜口。取一带线的蛙心夹在心室收缩时夹住心尖。选择大小适宜的蛙心套管，然后将盛有少量任氏液的蛙心套管，由开口处插入动脉圆锥。当套管进到大动脉圆锥基部时，应将套管稍稍后退，提取蛙心夹连线并使蛙心套管尖端向动脉圆锥的背部后下方及心尖方向推进，经动脉瓣插入心室腔内。此时可见套管中血液冲入套管，并使液面随心脏的波动而上下移动，表明操作成功。用滴管吸去套管中的血液，更换新鲜任氏液。稳定套管后，轻轻提起备用线，将左右动脉连同插入的套管用双结扎紧（不得漏液），再将结线固定在套管的小玻璃钩上，然后剪断结扎线上方的血管。轻轻提起套管和心脏，看清静脉窦的位置，与静脉窦下方剪断有牵连的组织，仅保留静脉窦和心脏联系，使心脏离体。用任氏液反复冲洗心室内余血，使血管内灌流液不再有残留血液，保持套管内液面高度一致，进行实验。

2. 将插好的离体心脏套管固定在支架上，用蛙心夹夹住少许的心尖部肌肉，再将蛙心尖上的系线绕过一个滑轮与张力传感器相连。注意：勿使灌流液滴到张力传感器上，调节显示器的心脏收缩曲线幅度适中。

3. 描记一段正常心搏曲线，注意观察心跳频率和强度以及心脏的收缩、舒张程度。

【结果观察】

1. 温度对无机离子蛙心活动的影响

（1）把蛙心套管内任氏液全部换为 0.65% NaCl 溶液，观察心跳变化。

（2）把 0.65% NaCl 溶液吸出，换以任氏液，加入 1% $CaCl_2$ 溶液 1～2 滴，观察心跳变化。

（3）把含 1% $CaCl_2$ 1～2 滴的溶液吸出，换以任氏液，加入 1% KCl 溶液 1～2 滴，观察心跳变化。

（4）把含 KCl 的溶液吸出，换以任氏液，加入 0.01% 肾上腺素溶液 2 ~ 3 滴，观察心跳变化。

2. 递质和激素对蛙心活动的影响

（1）把含肾上腺素的溶液吸出，换以任氏液，加入 0.01% 乙酰胆碱溶液 1 ~ 2 滴，观察心跳变化。

（2）把含乙酰胆碱的溶液吸出，换以任氏液，加入 3% 乳酸溶液 1 ~ 2 滴，观察心跳变化。待心跳变化明显时，立即加入 2.5% $NaHCO_3$ 溶液 1 ~ 2 滴，观察心跳逐步恢复。

3. 心血管药物对蛙心活动的影响　制备如普萘洛尔、异丙肾上腺素和毒毛花苷等化合物制剂参照以上方法依次，观察实验结果。

4. 观察提取的植物制剂和常饮用的化合物对离体蛙心的活动影响　中草药：夹竹桃叶、蟾酥、蛙皮素、烟叶、茶叶等。

有机化合物：乙醇、甲醇等。

植物药有效成分提取方法：适量的植物组织（鲜组织用量多些）加入开水冲泡冷却后备用。

5. 设计实验观察的项目数量　每个实验组必须选取以上四类项目中 10 个可能的影响因子组合成实验项目进行实验。

6. 整理记录，并将测量的心搏曲线数据填入表。

【注意事项】

1. 当每种化学药物作用已明显时，须立即更换新鲜任氏液 3 次，待心跳恢复正常后再进行下一项实验。

2. 在加化学药物与调换溶液时须及时在记录上做好符号，不要凭记忆而弄错。

3. 吸任氏液的吸管和吸蛙心套管内溶液的吸管要分开，不可混淆，以免影响实验结果。

4. 蛙心套管内液面应保持恒定高度。

5. 保持记纹鼓转速均匀一致。

6. 化学药物作用不明显时，可再加滴。

【探索性思考题】

1. 本实验说明心肌的哪些生理特征？

2. 用实验说明内环境相对恒定的意义。

3. 试分析任氏液中适量离子、钙离子、钾离子对心肌的影响。

4. 为何强调实验保持灌流液面的恒定？灌流量对心脏活动的有什么影响？

5. 试想活的机体在心交感神经兴奋时或迷走神经兴奋时对心脏有何影响？

【附】离子和药物对离体蛙心活动的影响的解释

1. K^+ 对心脏活动的影响　总体看来心肌对细胞外 K^+ 浓度变化比较敏感；但是不

同部位心肌的敏感性有所不同，心房肌最敏感，房室束－浦肯野纤维系统次之，窦房结敏感性较低。

细胞外液钾浓度增高时，对兴奋性的影响与其浓度增高的程度有关。当 K^+ 浓度轻度或者中度升高时，细胞内外 K^+ 的浓度梯度减小，K^+ 外流的力量减弱，静息电位的绝对值减小，和阈电位差值减小，细胞的兴奋性增高；当 K^+ 的浓度大幅度的升高，RP 的绝对值减小（膜内 $-55mv$ 左右）时，钠通道的开放效率降低，钠通道逐渐失活，兴奋性降低或者丧失，严重时，可导致心肌停搏于舒张状态。此时，仅由 Ca^{2+} 的内流来构成动作电位，故上升支小而缓慢，使兴奋传导速度减慢，传导性降低。

当细胞外 K^+ 的浓度升高时，细胞膜对钾的通透性增高，心室肌细胞复极过程加速，平台期缩短，不应期也缩短。

高钾对心肌收缩功能有抑制作用。因为细胞外的 K^+ 和 Ca^{2+} 在细胞膜上有竞争性抑制；因此当膜外 K^+ 的浓度升高时，平台期内流的 Ca^{2+} 减少，心肌细胞内的 Ca^{2+} 浓度难于升高，减小了 Ca^{2+} 的兴奋－收缩偶联作用，从而减弱了心肌收缩能力。

4 期自动除极速度减慢，导致窦房结自律性降低，心率减慢。

2. Ca^{2+} 对心脏活动的影响 细胞外 Ca^{2+} 在心肌细胞膜上对 Na^+ 的内流有竞争性抑制作用，称为膜屏障作用。因此，细胞外 Ca^{2+} 浓度发生变化时，与 Ca^{2+} 内流和 Na^+ 内流相关的生物电活动都将受到影响，而对静息电位则无明显作用。

当细胞外 Ca^{2+} 的浓度升高时，对 Na^+ 的屏障作用加大，由于这种抑制作用，触发 Na^+ 快速内流产生 0 期去极化就比较困难，即出现阈电位上移，从而与静息电位的差距加大，兴奋性降低；发生兴奋后，Na^+ 内流的抑制则导致 0 期去极化速度和幅度下降，传导性下降。

Ca^{2+} 内流是慢反应细胞 0 期去极化和快反应细胞动作电位 2 期复极的主要离子活动。细胞外的高钙促使 Ca^{2+} 内流加快，慢反应细胞 0 期去极化加快加强，结果是其传导性增高。快反应细胞动作电位平台期将因 Ca^{2+} 的内流加速而缩短、复极加速、不应期和动作电位时程均缩短。

细胞膜 Ca^{2+} 对通透性升高，心室肌细胞平台期 Ca^{2+} 内流增加，心肌收缩力增强增快；当细胞外的 Ca^{2+} 浓度多高时，心脏就会停搏于收缩状态，称为钙僵直。

3. 去甲肾上腺素对心脏活动的影响 去甲肾上腺素与心肌细胞膜上的 β 肾上腺素能受体结合，从而激活腺苷酸环化酶，使细胞内 cAMP 的浓度升高，进而激活蛋白激酶和细胞内蛋白质的磷酸化过程，使心肌细胞膜上的钙通道激活，动作电位平台期 Ca^{2+} 的内流增加，肌浆网释放 Ca^{2+} 也增加，心肌收缩能力增强。另外去甲肾上腺素能加强 4 期的内向电流，使心率加快。

4. 乙酰胆碱对心脏活动的影响 乙酰胆碱与心肌细胞膜上 M 型胆碱能受体结合，可使腺苷酸环化酶抑制，细胞内的 cAMP 浓度降低，肌浆网释放 Ca^{2+} 减少，心肌的收缩力量减弱。也可以能使传导速度减慢，心率降低。

5. 0.65%NaCl 对心脏活动的影响 0.65%NaCl 对蛙和蟾蜍来说是等渗的溶液，完全置换任氏液后，细胞外的 Ca^{2+} 浓度、K^+ 浓度大大降低，使心肌的收缩能力减弱，心率减慢。

6. 3%乳酸对心脏活动的影响 乳酸的 pH 值较低，完全置换任氏液后，细胞外 H^+ 的浓度大大升高，H^+ 和 Ca^{2+} 竞争性结合肌钙蛋白的结合位点，从而抑制 Ca^{2+} 与肌钙蛋白结合，使心肌收缩力量减弱。当再加入 2.5% $NaHCO_3$ 后，解除了 H^+ 对 Ca^{2+} 的抑制作用，Ca^{2+} 又可与肌钙蛋白结合，心肌的收缩力量增加。

7. 毒毛花苷对心脏活动的影响 毒毛花苷属于强心苷类的药物，可选择性的作用于心肌。

在体实验中给予治疗量的强心苷类药物，可引起正性肌力、负性频率。①正性肌力：强心苷能与细胞膜 Na^+，K^+ – ATP 酶结合而抑制此酶的作用，使细胞内的 Na^+ 浓度升高而 K^+ 的浓度降低，细胞内 Na^+ 增多后再通过 Na^+ – Ca^{2+} 双向交换机制，使 Ca^{2+} 内流增加，心肌的收缩力量加强。②负性频率：强心苷使心肌的收缩力量加强，增敏颈动脉窦 – 主动脉弓压力感受器，反射性引起减压反射，结果是迷走神经传出的冲动增加，引起负性频率、负性传导。

离体实验中，给予中毒剂量的强心苷类的药物，可引起正性肌力、正性频率。①正性肌力：机制同上。②正性频率：由于离体实验中不存在迷走神经的作用，所以通过此途径引起负性频率是不可能的。主要是由于中毒量的强心苷严重抑制 Na^+，K^+ – ATP 酶，使细胞内 Na^+、Ca^{2+} 大量增加，而 K^+ 的浓度明显减少，导致自律性升高，传导减慢甚至引起房室传导阻滞。

实训五 血细胞形态的观察

【目的要求】

观察识别各种正常血细胞的形态结构。

【基本原理】

血液由血浆、红细胞、白细胞和血小板组成。尽管细胞的基本结构是相似的，但不同的血液成分，其细胞大小、形态和功能各不相同。

【实训对象】

正常人。

【实训器材与试剂】

显微镜、载玻片、瑞氏染色液、采血针或注射针头。

【方法与步骤】

（1）采血方法 在机体采血部位，用碘酊棉球消毒，再用75%酒精棉球擦去碘而（图 3 – 10），等75%乙醇蒸发后，用消过毒的采血针刺入皮肤0.3cm 不要挤压采血部位，待流出一滴血后，用干棉球擦去，等再出血时再用。实验后如继续出血，可用棉球压迫止血。

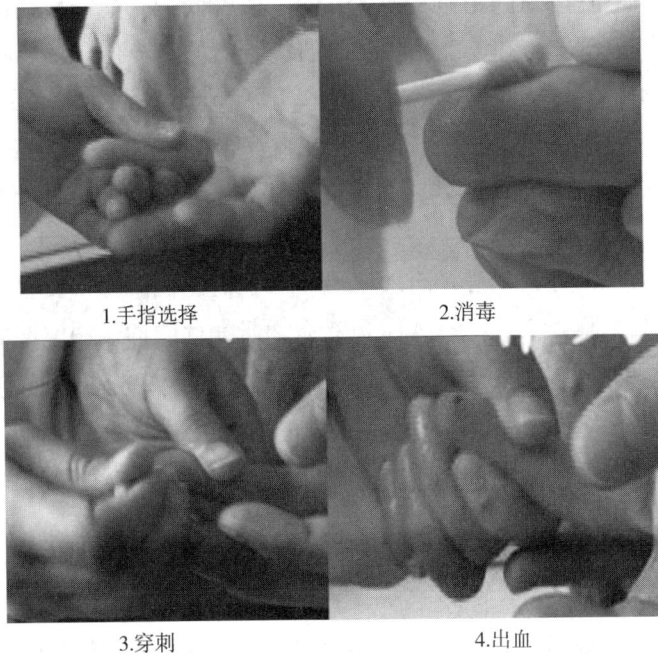

1.手指选择　　　　　　　　　2.消毒

3.穿刺　　　　　　　　　　4.出血

图 3-10　采血方法

（2）血膜片涂法　用光洁平整的载玻片一片，在机体采血部位（人的耳垂、指端，动物的耳静脉、舌静脉）取血液一滴。取另一片载玻片的一端垂直接触在第一片载玻片的血滴上，让血液在两载玻片所成角度间散开后，再用第二片载玻片的接触缘以 30°～45°向前平推，直至血液推尽为止。角度的大小及推进的速度，可直接影响血膜的厚薄，速度过快或角度太大，则被制成的血膜较厚，反之薄。理想的血膜载玻片的两侧两端有适当空余部分，细胞分布均匀，无相互重叠，以便于观察。

（3）血片染色方法　血膜片制成后，滴加瑞氏染色液。染色液多少应依血膜的大小而定，一般 3～5 滴盖满血膜即可。1min 之后再滴加级冲液或新鲜蒸馏水，使与染料充分混匀。5～10min 后，再用流水冲洗，然后在室温中晾干，即可镜检。

【实训要求】

先用低倍镜找一个将血细胞都均匀推开的区域，置于视野中央，然后换高倍镜观察：血细胞种类见图 3-11。

（1）红细胞　成熟的红细胞无细胞核，为两面凹陷的圆碟状，中央较薄，外周较厚，染色后为橘红色，中央着色较浅，周围较深。

（2）中性粒细胞　多集中在推片的尾部，中性粒细胞较多，细胞为圆形，直径为 10～12ym，细胞核染成蓝紫色，染色质凝结成块，核分叶状居多（2～5 个）。

（3）嗜酸性粒细胞　仅占白细胞总数的 0.5%～3%，细胞呈圆形，略大于中颗粒

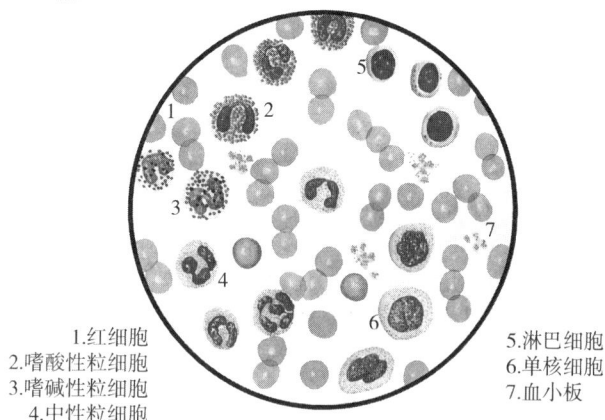

1.红细胞
2.嗜酸性粒细胞
3.嗜碱性粒细胞
4.中性粒细胞

5.淋巴细胞
6.单核细胞
7.血小板

图 3 – 11 血细胞种类

细胞，直径为 10 ~ 15μm，细胞核多呈 2 叶，胞质内充满粗大的嗜酸性颗粒，染成橘红色。

（4）嗜碱性粒细胞 仅占白细胞总数的0.5%左右，细胞呈圆形，大小与中性粒细胞近似，直径为 10 ~ 12μm，细胞核的形状常不规则，有的呈 2、3 叶，着色较浅。胞质内含有着深蓝色、大小不等、分布不均、常覆盖在核上的嗜碱性颗粒。

（5）淋巴细胞 占白细胞总数的20% ~ 30%，为圆或卵圆形，体积大小差别较大，直径为 6 ~ 15μm，其中以小淋巴细胞居多。细胞核为圆形或卵形，一侧常有痕迹，细胞核染色质浓密，结成块状，着色很深，偶见 1 ~ 2 个核仁，胞质较少，常成窄环状围绕着细胞核，胞质嗜碱性，着天蓝色，其中少数可见嗜天青颗粒。

（6）单核细胞 占白细胞总数的3% ~ 8%，胞体呈圆形或卵圆形，是血液中最大的细胞，直径为 14 ~ 20μm，细胞核为肾形或马蹄形，常见扭曲或折叠现象，染色质细小、松散、着色浅，胞质较多，染灰蓝色。

（7）血小板 血小板是巨核细胞脱落下来的小块胞质，无完整细胞结构，形状多样。染色周边部分染成浅蓝色，称为透明区；中央部分为紫色颗粒，称为颗粒区，直径为 2 ~ 4μm。形状常不规则，或多突起，常常聚集成群。

【注意事项】

1. 血片滴加染色液后，应及时加入缓冲液或蒸馏水，以防干固。如见干固可再加染色液，将血膜片轻轻振动，并马上加入缓冲液或蒸馏水，然后用水冲洗。

2. 在冲洗血膜片时，载玻片应保持水平，使漂浮在液面的色渣自载玻片边缘溢出，防止色渣附在血膜上，影响观察。

3. 染色时间、染色剂的性质及温度均对染色效果有影响，必须注意掌握，以染出理想的血片。

【探索性思考题】

各种血细胞的形态有何特征？

实训六　人体肺通气功能的测定

【目的要求】

1. 了解肺通气功能测定方法的原理，掌握肺通气功能测定方法和意义。

2. 测定自己的肺通气功能。

3. 学习用肺量计测定人体肺通气功能的方法，并了解其测定的原理和意义。

【基本原理】

肺通气功能是通过肺通气的量来反映的，其衡量功能的指标包括基本肺容积、肺容量和肺通气量，可用肺量计来测定。

为了维持人体正常新陈代谢的需要，肺不断地与外界大气进行气体交换，即肺通气。在不同的生理情况下，肺的通气量也会有不同的变化。因此，测定肺通气量是评定肺功能的指标之一。肺通气量的测定主要包括潮气量、补吸气量、补呼气量、肺活量、时间肺活量和最大通气量的测定，尤其以肺活量和时间肺活量更具有临床意义。

【实训对象】

人。

【实验器材与试剂】

肺量计和专用记纹鼓、橡皮吹嘴、鼻夹、计时器、75% 酒精。

【方法与步骤】

1. 肺量计的构造和使用方法　常用的肺量计为改良的 Benedict – Roth 式，其构造如图 3 – 12 所示：它主要由一对套在一起的圆筒所组成。外筒是装清水的槽，槽底有排水阀门可以放水，水槽中央有两个通气管，分别为呼气管和吸气管，其上端露出水面，下端通向槽外的三通阀门。呼出气和吸入气分别经呼气活瓣和吸气活瓣进出肺量计，呼气管上方有钠石灰盒，用于吸收呼出气中的 CO_2；吸气管下端连有鼓风器，以推动气流，减小呼吸阻力。内筒为倒置于水槽中的浮筒，可随呼吸气体的进出而升降。浮桶顶部有排气阀门，可由此排出筒内气体。浮筒顶连有细绳，通过滑轮与另一端的平衡锤相平衡，使吸气和呼气都不费力。平衡锤上的描笔与浮桶一侧的记纹鼓相接触。进出肺量计的气体量，可根据浮筒的升降，从刻度标尺上读出，并由平衡锤上的描笔在记纹鼓上记录。专用的记录纸上印有表示容积的纵格和表示走纸速度的横格，一般一小纵格为 100ml，一小横格为 25mm。

使用肺量计前，于外筒内盛水，水量约为外筒容量的 80%；在钠石灰盒内装入粗块无碎屑的钠石灰，将三通阀门连接在呼气和吸气导管上。转动三通阀门，检查肺量计是否漏气。

2. 潮气量、补吸气量、补呼气量和肺活量的测定　受检者闭眼静坐，衔好消毒的

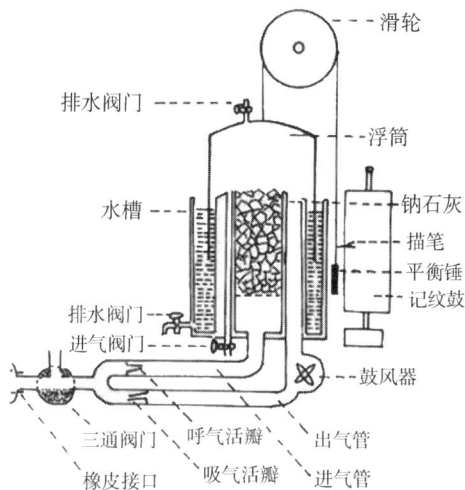

图 3 – 12 改良的 Benedict – Both 式肺量计的构造

橡皮吹嘴，用鼻进行平静呼吸。然后夹紧鼻翼，用口呼吸。待受检者适应后，旋三通阀门，使受检者呼吸浮筒内气体。同时按下鼓速开关"3"挡（慢速），即可记录出不同呼吸状态下的呼吸曲线。

（1）潮气量正常平静呼吸，每次吸出或呼出的气量（正常值约 500ml）。

（2）补吸气量记录 3~5 次平静呼吸后，在新一次的吸气末，再尽力吸气所能吸入的气量（正常值为 1500~2000ml）。

（3）补呼气量在平静呼气末，再尽力呼气所能呼出的气量（正常值为 900~1200ml）。

（4）肺活量在平静呼吸后，令受检者用最大能力深吸气，然后以最大能力深呼气，所呼出气量（正常值男性约 3500ml，女性约 2500ml）。完成上述项目后，关上记录开关，放开鼻夹，旋转三通阀门与大气相通。从记录纸上所标数字中读取相关数据。

3. 时间肺活量的测定 肺量计内重新充新鲜空气 5L。受检者预试后（同上述项目），在平静呼吸 3~4 次后，最大限度深吸气，然后以最快的速度、最大的能力深呼气，鼓速开关选用"1"挡（快速）；记录其第 1 秒、第 2 秒和第 3 秒内呼出的气量，并计算出它们占全部呼出气量的百分比（正常人分别为 83%、96% 和 99%）。

4. 最大通气量的测定 受检者戴鼻夹呼吸浮筒内新鲜空气数次，以最深最快的速度呼吸 15s，用鼓速开关"2"挡（中速）记录呼吸曲线。然后，根据曲线高度计算 15s 内的呼出或吸入气量总值，乘以 4，即为每分钟最大通气量。

【注意事项】

1. 使用前，应检查肺量计是否漏气和漏水，平衡锤的重量是否合适。

2. 肺量计中的水应在实验前 4 小时充填，使水温与室温相平衡，以减小温度对气体体积的影响。

3. 橡皮吹嘴在使用前需用75％乙醇消毒后浸入冷开水中备用，更换受试者时应重新消毒。

4. 测定时应注意防止从鼻孔或口角漏气。

5. 受检者被测试前应预先练习，以便测试时能适应。

【探索性思考题】

1. 什么是生理无效腔？当无效腔增大时对呼吸运动有何影响？为什么？

2. 肺活量和时间肺活量的意义有什么不同？

实训七　蛙肠系膜微循环的观察

【目的要求】

1. 观察蛙肠系膜微循环的血流状况。

2. 了解微循环各组成部分的结构和血流特点。

【基本原理】

微循环是指微动脉和微静脉之间的血液循环，是血液和组织液进行物质交换的重要场所。由于肠系膜较薄，有透光性，可用低倍显微镜观察到其血管中的血流状况。小动脉内的血液是从主干流向分支，其流速快、有搏动、红细胞有轴流现象。小静脉内的血液流速慢，无轴流现象。毛细血管透明，近乎无色，血管中的血细胞只能单个通过。如给予某些药物，则可见到血管的舒缩情况。

【实训对象】

青蛙或蟾蜍一只。

【实训器材与试剂】

显微镜、常用手术器械（粗剪、手术剪、手术钳、眼科剪、眼科镊、毁髓针、玻璃解剖针）、大头针、滴管、任氏液、0.01％肾上腺素、0.01％组织胺。

【方法与步骤】

取蛙或蟾蜍一只，双毁髓后将其固定在蛙板上，在腹侧部剪一切口，拉出一段小肠，将肠系膜展开，并用大头针将其固定在蛙板的圆孔周围，并在上面滴加任氏液，防止干燥。

（1）在低倍镜下观察小动脉、小静脉和毛细血管中血流情况，分辨其流速、方向和特征。

（2）对肠系膜血管进行轻微机械刺激，观察该处血管口径及血流速度的变化。

（3）滴1滴0.01％肾上腺素在肠系膜血管上，观察血管口径及血流速度的变化。发生变化后，迅速用任氏液冲洗干净。

（4）滴1滴0.01％组织胺在肠系膜血管上，观察血管口径及血流速度的变化。

（5）蛙微循环参见图 3－13，其中图（a）为显微镜下蛙肠系膜小血管，图（b）为显微镜下蛙蹼内小血管俯卧法观察血液循环。

本实验也可用蛙蹼、蛙舌或蛙膀胱观察。

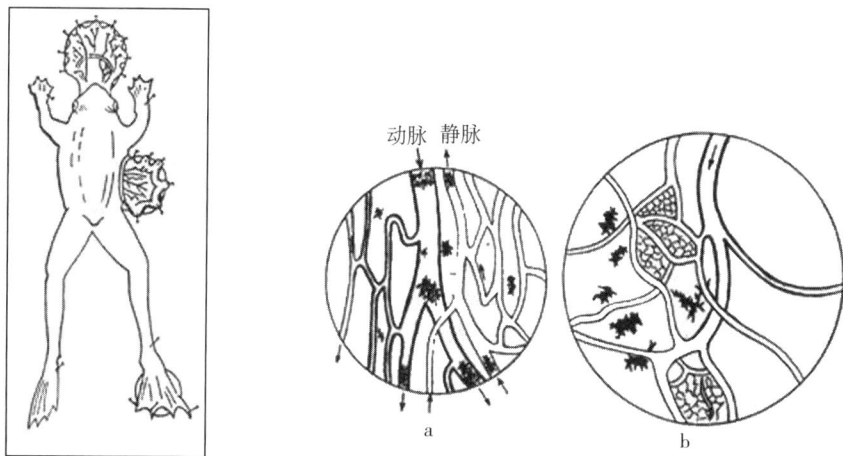

图 3－13　蛙微循环

【注意事项】

1. 手术过程中要尽量避免出血。固定肠系膜时，不可牵拉太紧，以免撕裂血管或阻断血流。

2. 实验过程中，要随时用任氏液湿润肠系膜或舌，以防干燥。

3. 若用蛙蹼作为观察标本，则难以观察到血管对药物的反应。

4. 滴加各种溶液时不要污染显微镜。

【探索性思考题】

1. 0.01% 组织胺和 0.01% 肾上腺素对毛细血管的影响主要是通过什么途径引起的？结合休克的发生说明维持或调节微循环的正常因素是什么？

2. 毛细血管内血流特点对物质交换有什么影响？

3. 为什么微循环各部分的血流快慢不同？

4. 滴加组织胺和肾上腺素对毛细血管的影响主要是通过什么途径引起的？结合休克的发生说明维持或调节微循环的正常因素是什么？

5. 毛细血管内血流特点对物质交换有何影响？

6. 为什么微循环各部分的血流快慢不同？

实训八　家兔动脉血压的神经体液调节

【目的要求】

1. 学习直接测定和记录家兔动脉血压的急性实验方法。

2. 观察某些神经、体液因素对心血管活动的影响。

【实训对象】

家兔。

【实训器材与试剂】

1. 器材 手术台、止血钳、眼科剪、BL420E + 生物机能分析系统、气管插管、动脉套管、动脉夹、保护电极、照明灯、纱布、棉球、丝线、注射器。

2. 试剂 生理盐水、肝素、乌来糖（麻醉剂）、肾上腺素、乙酰胆碱。

【方法与步骤】

1. 手术 麻醉取家兔一只，称重，耳缘静脉注射麻醉剂（1g/kg）进行麻醉。麻醉过程要缓慢，当动物角膜反应迟钝，掐其大腿无反应，即可停止注射，避免过度麻醉致死。

（1）将动物背位交叉固定，将颈部喉结下部毛剪掉。

（2）仅靠喉结下缘，沿颈部正中线做一长 5～7cm 的皮肤切口，将皮下结缔组织钝性分离，至露出气管，穿线，用手术刀在气管上做一横切口，插入气管插管，结扎。

（3）分离颈部神经血管。分离胸骨舌骨肌和胸骨甲状肌及其周围结缔组织，在接近气管外侧，有一条较细，壁厚的血管，即为主动脉血管（可看出里面血流规律性搏动）。与主动脉伴行的有两条较粗神经，最粗的为迷走神经，其次为交感神经，两者之间有一条很细的神经，即减压神经。但减压神经的位置不固定，两条较粗的神经附近的细小神经都有可能是减压神经，可以进行刺激试探。确定迷走神经和减压神经后，分离出减压神经、迷走神经、主动脉血管，分别穿线备用。

（4）动脉套管插入前，需准备好压力换能器记录血压的装置。用注射器将肝素生理盐水注入套管，至将其中所有空气由插孔处排出，用肝素生理盐水代替。注入处用止血钳将胶管夹住，保证其中不能有空气。准备好动脉套管装置后，用动脉夹夹住近心端，远心端动脉结扎，在两者之间剪一小口，迅速插入动脉套管（动作迅速，否则动脉管腔急剧收缩，难以插入套管），用线将动脉插管固定于动脉内，并挂在套管（缠一圈胶布）上，以免滑脱。

（5）松开动脉夹，即可见少量动脉血液冲入动脉套管。此时即可开始进行试验，记录曲线。

2. 曲线描记

（1）描记一段正常曲线，识别一级波（心波），二级波（呼吸波）。

（2）提起另一侧颈总动脉的备用线，动脉夹夹闭 5～10s，观察记录血压变化，分析原因。

（3）中等强度电刺激刺激另一侧减压神经，观察血压变化。双结扎后切断，再刺激减压神经的中枢端和外周端，观察记录血压变化。

（4）对另一侧迷走神经进行同样处理，分别观察双结扎切断神经前、后的血压变化。

（5）耳缘静脉注射肾上腺素，观察血压变化。耳缘静脉注射乙酰胆碱，观察血压变化。

【实验结果】

实验结果如图 3-14，3-15，3-16，3-17。

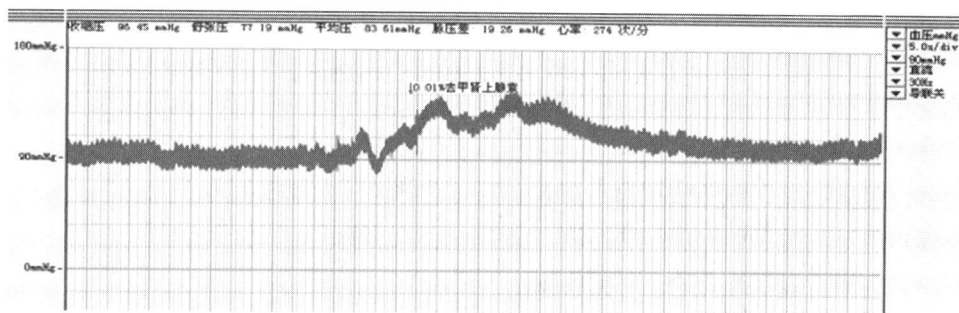

图 3-14　静脉注射 0.01% 去甲肾上腺素后家兔动脉血压变化情况

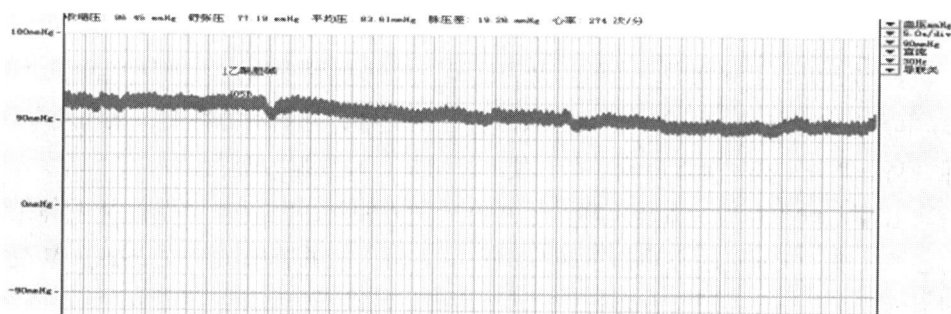

图 3-15　静脉注射 0.01g/L 乙酰胆碱后家兔动脉血压变化情况

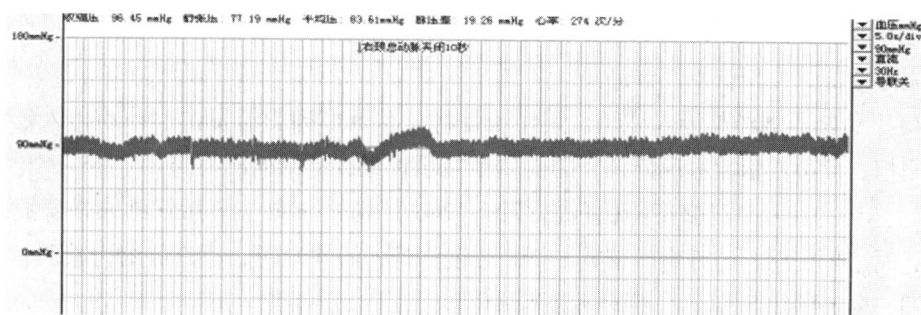

图 3-16　夹闭后侧颈总动脉后家兔动脉血压变化情况

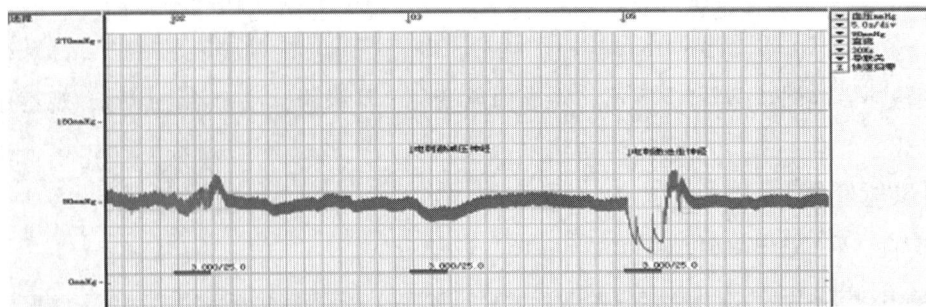

图 3 - 17　电刺激减压神经和迷走神经后家兔动脉血压变化情况

由以上几幅图可以得出：

（1）静脉注射 0.01% 去甲肾上腺素，家兔动脉血压大幅度上升。

（2）静脉注射 0.01g/L 乙酰胆碱，家兔动脉血压降低。

（3）夹闭右侧颈总动脉，家兔动脉血压升高。

（4）电刺激右侧减压神经，家兔动脉血压降低。

（5）电刺激右侧迷走神经，家兔动脉血压大幅度降低。

【实验讨论】

1. 注射去甲肾上腺素后，血压上升，这是由于去甲肾上腺素与血管平滑肌上的 α 和 β$_2$ 甲肾上腺素能受体结合，使血管收缩，管径变小，外周阻力增加，从而使平均动脉压升高。此外，去甲肾上腺素还可以使心率增加，心收缩力变大。

2. 注射乙酰胆碱后，血压下降。这是由于一方面，乙酰胆碱与心肌 M 受体结合，使得心率减慢，从而引起心输出量减少；另一方面，乙酰胆碱激动内皮细胞 M 受体，使得血管舒张，导致外周阻力减弱。这两个方面均可以引起血压的降低。

3. 夹闭颈总动脉后，远心端的颈动脉窦张力感受器感受到血压下降，传出神经冲动的频率减慢，信息沿窦神经上传至延髓孤束核心血管中枢，使心迷走神经紧张减弱，心交感和缩血管神经紧张加强，作用于心脏，使心率加快，心输出量增加，血管收缩，外周阻力增加，血压恢复性升高。

4. 家兔减压神经是传入神经，其作用是将主动脉弓感受器发出的冲动传入延髓心血管中枢，反射性引起血压降低，因此刺激减压神经，动脉血压下降。

5. 迷走神经是从延髓下行的传出纤维，通向心脏。节前、节后纤维末端释放乙酰胆碱，属于副交感神经纤维，能使 cAMP 浓度降低，心率减慢，心房收缩力减弱，传导性减弱，使心输出量变小，平均动脉压降低。

【结论与分析】

静脉注射 0.01% 去甲肾上腺素以及夹闭右侧颈总动脉可引起家兔动脉血压上升；静脉注射 0.01g/L 乙酰胆碱、电刺激右侧减压神经和迷走神经可引起家兔动脉血压下降。

1. 从以上实验分析中可以发现，无论是血管壁的被动收缩还是刺激不同的神经，其本质都是通过心交感神经与心迷走神经对心血管系统产生影响。即直接支配心血管活动的神经为交感神经和迷走神经。各种心血管神经都会经传入神经，将冲动传至心血管中枢——延髓，通过"接替站"——孤束核，将冲动转至交感神经或迷走神经，从而达到控制心血管活动的目的。由于这两种神经节后神经末梢分别释放肾上腺素（去甲肾上腺素）和乙酰胆碱作为递质，因此肾上腺素（去甲肾上腺素）和乙酰胆碱所产生的效应与刺激两种神经是相对应的。

2. 引导性分析 从以上实验分析中，可以总结出影响动脉血压的因素。

（1）心输出量 心输出量由两个因素决定即心搏出量和心率。心搏出量增加时，心脏射血增多，动脉血压会升高（主要是收缩压），心率增加时，心舒张期缩短，流向外周的血液不充分，因此心舒张末期留于主动脉的血量增多，致使血压增大。心迷走神经或心交感神经兴奋，作用于心肌细胞，控制心输出量，会影响血压的升降。

（2）外周阻力 外周阻力主要来源于小动脉和微动脉对血流的阻力。外周阻力增加时，心舒张期血液流向外周的速度会减慢，因此心舒张期末存留在主动脉的血量会增多，使舒张压升高。血管都受到交感或副交感神经纤维的支配，刺激交感或副交感神经会使心血管舒张或收缩，从而降低或增加外周阻力，影响动脉血压。

（3）主动脉和大动脉的弹性储器作用 主动脉和大动脉的弹性储器作用主要影响血压的波动性。

（4）循环血量和血管系统容量的比例 当动物发生大出血，血量缺失过多，则血压会明显降低。实验中若家兔泵出一定量的血，在不危及生命的情况下，在测量血压，可以看出血压值明显降低。

3. 压力感受性反射是典型的负反馈调节，并且具有双向调节能力，当心输出量、外周血管阻力、血量等突然变化的情况下，对动脉血压进行快速调节。

4. 刺激神经与注射药物分别涉及神经调节与体液调节。从两者作用的时长可以看出，刺激神经时发生反应的速度快，恢复也快，而静脉注射药物则发生反应和恢复的时间均较长。这体现了神经调节和体液调节的特点。神经调节是快速的暂时性调节，而体液调节则是较长期的调节。

5. 全身麻醉对家兔的呼吸系统是有抑制作用的，因此为保证实验的进行，采取气管插管进行辅助呼吸。

实训九 呼吸运动的调节

【目的要求】

1. 学习记录家兔呼吸运动的方法。

2. 观察并分析肺牵张反射及不同因素对呼吸运动的影响。

【基本原理】

人体及高等动物的呼吸运动所以能持续地、节律性地进行，是由于体内调节机制的存在。体内、外的各种刺激，可以直接作用于中枢或不同部位的感受器，反射性地影响呼吸运动，以适应机体代谢的需要。肺的牵张反射参与呼吸节律的调节。

【实训对象】

家兔。

【实训器材与试剂】

兔体手术台，手术器械、张力传感与滑轮或动物呼吸传感器、生物机能实验系统、20ml 与 50ml 注射器、橡皮管、20% 或 25% 氨基甲酸乙酯、生理盐水、0.5% KCN、装有 CO_2 的气袋、装有生石灰的气袋。

【方法与步骤】

急性动物实验时，记录呼吸运动的方法有三种。一种是通过压力传感器与气管插管连接记录；另一种是通过系在胸（或腹）部装有压力传感器的呼吸带记录；第三种是通过张力传感器记录膈肌运动。

先将动物麻醉、固定、进行颈部气管、动脉及神经分离术，插入气管插管，分离出一侧颈总动脉和双侧迷走神经，穿线备用。

1. 剑突软骨分离术 切开胸骨下端剑突部位的皮肤，再沿腹白线切开长约 2ml 的切口。细心分离表面的组织（勿伤及胸骨），暴露出剑突与骨柄，用金冠剪剪去一段剑突软骨的骨柄，使剑突软骨于胸骨完全分离，但须保留附于其下方的膈肌片，并使之完好无损。此时膈肌的运动可牵动剑突软骨。

2. 将系有长线的金属钩钩住游离的剑突软骨中间部位，线的另一端通过万能滑轮系于张力传感器的应变梁上。

连接实验装置及进入 BL - 420 生物机能实验系统。将呼吸换能器插在气管插管的一侧管上，呼吸换能器与 BL - 420 系统的 CH1 通道相连；刺激电极与刺激插孔相连（图 3 - 18）。

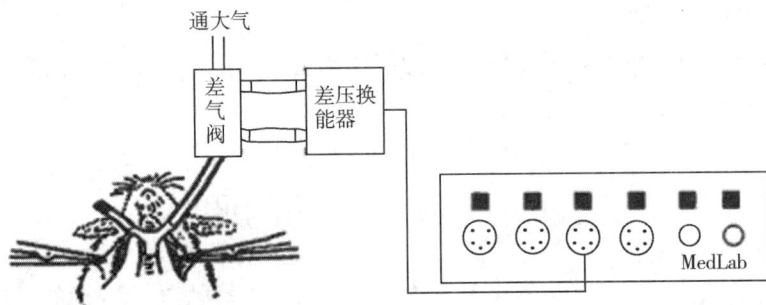

图 3 - 18 呼吸运动调节实验装置

3. 开启计算机采集系统　接通张力传感器的输入通道，调节记录系统，使呼吸曲线清楚地显示在显示器上。

4. 实验观察

（1）记录呼吸运动曲线　仔细识别吸气与呼气运动与曲线方向的关系。

（2）增加无效腔对呼吸运动的影响　将长约 1.5m、内径 1cm 的橡皮管连与气管的一个侧管上，然后用止血钳夹闭另一侧管，以增加无效腔。观察并记录呼吸运动曲线的改变。一旦出现明显变化，则立即打开止血钳，去除橡皮管待呼吸正常。

（3）CO_2 对呼吸的影响　将气管插管的一个侧管接通装有 CO_2 的气袋，同时夹闭另一侧管，使家兔对着 CO_2 气袋呼吸，观察并记录呼吸运动的变化。一旦出现明显变化，则立即打开止血钳，去除 CO_2 气袋，待呼吸恢复正常。

（4）缺氧对呼吸运动的影响　将气管插管的一个侧管接通装有纳石灰的气袋，同时夹闭另一侧管，观察并记录呼吸运动的变化。一旦出现明显变化，则立即打开止血钳，去除气袋，待呼吸恢复正常。

（5）增加气道阻力对呼吸运动的影响　待呼吸运动恢复正常后，将气管插管的两个侧管同时夹闭数秒钟，观察呼吸变化。

（6）KCN 对呼吸运动的影响　由耳缘静脉注射 1ml KCN 溶液，观察并记录呼吸运动的变化。

（7）肺牵张反射　待呼吸恢复正常后，在气管插管的一个侧管上连同一个 20ml 注射器，并吸入 20ml 空气。待呼吸运动平稳后，用相当正常呼吸时的三个呼吸节律的时间，徐徐向肺内注入 20ml，与此同时夹闭另一侧管。注意观察呼吸节律的变化及运动的状态。实验后立即打开夹闭的侧管，待呼吸恢复正常。同法，于呼气末用注射器抽取肺内气体，观察呼吸的状态有何区别（注意注气与抽气时间仅限于三个呼吸节律的时间，然后立即打开夹闭的侧管）。

（8）待呼吸运动恢复正常后，同时结扎双侧迷走神经（二人同时操作，第一结一定要紧、狠，务必阻断神经的传导），注意观察并记录结扎前后呼吸运动曲线的变化。

（9）重复（7）。

（10）剪断双侧迷走神经，分别刺激中枢段和外周端，观察并记录呼吸运动曲线的变化。

（11）在一侧总经动脉插入动脉插管，缓慢放血 20ml，观察呼吸运动曲线的变化。

5. 整理实验记录并完成作业。

【分析讨论】

1. CO_2 浓度增加使呼吸运动加强　CO_2 是调节呼吸运动最重要的生理性因素，不但对呼吸有很强的刺激作用，而且是维持延髓呼吸中枢正常兴奋活动所必需的。每当动脉血中 PCO_2 增高时呼吸加深加快，肺通气量增大，并可在 1 分钟左右达到高峰。由于吸入气中 CO_2 浓度增加，血液中 PCO_2 增加，CO_2 透过血脑屏障使脑脊液中 CO_2 浓度增多。

$$CO_2 + H_2O \rightarrow H_2CO_3 \rightarrow HCO_3^- + H^+$$

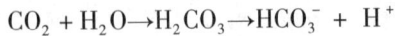

CO_2通过它产生的H^+刺激延髓化学感受器，间接作用于呼吸中枢，通过呼吸机的作用使呼吸运动加强。此外，当PCO_2增高时，还刺激主动脉体和颈动脉体的外周化学感受器，反射性地使呼吸加深加快。

2. 吸入纯氮气使呼吸运动增加 吸入纯氮气时，因吸入气中缺O_2，肺泡气PO_2下降，导致动脉血中PO_2下降，而PCO_2却基本不变（因CO_2扩散速度快）。随着动脉血中PO_2的下降，通过刺激主动脉体和颈动脉体外周化学感受器延髓呼吸中枢兴奋，膈肌和肋间外肌活动加强，反射性引起呼吸运动增加。

此外，缺O_2对呼吸中枢的直接效应是抑制并随缺O_2程度的加深而逐渐加强。所以缺O_2程度不同，其表现也不一样。在轻度缺O_2，通过颈动脉体等的外周化学感受器的传入冲动对呼吸中枢起兴奋作用大于缺O_2对呼吸中枢的直接抑制作用而表现为呼吸增强。

3. 增大呼吸无效腔对呼吸运动的影响 增加气道长度后家兔呼吸张力增加，呼吸频率增加。增加气道长度等于增加无效腔，增加无效腔使肺泡气体更新率下降，引起血中PCO_2、PO_2下降，刺激中枢和外周化学感受器引起呼吸运动会加深加快；另外，气道加长使呼吸气道阻力增大，减少了肺泡通气量，反射性呼吸加深加快；增加家兔气道长度可使家兔通气量增加，呼吸频率加快。

4. 静脉注入乳酸（血液中H^+增高） 静脉注入乳酸后，呼吸运动加深加快。因为乳酸改变了血液pH，提高了血中H^+浓度。H^+是化学感受器的有效刺激物。H^+可通过刺激外周化学感受器来调节呼吸运动，也可直接刺激中枢化学感受器，但因血中H^+不容易透过血脑屏障直接作用于中枢化学感受器，因此，血中H^+对中枢化学感受器的直接刺激作用不大，也较缓慢。

5. 该实验是向肺部吹气造成的肺部牵张反射 向肺部吹气相当于使肺部发生扩张，这种扩张刺激了气管平滑肌的牵张感受器，冲动由迷走神经传入延髓，抑制吸气神经元，切断吸气，引起被动呼气。

6. 该实验是从肺部抽气造成的肺部牵张反射 从肺部抽气造成了肺部的萎缩，信号通过迷走神经传入呼吸中枢的程度减弱，对于吸气神经元的抑制程度减小，就会引起吸气神经元发生兴奋，增加呼吸的强度

7. 切断一侧迷走神经后，呈现慢而深的呼吸，但不是很明显 迷走神经是肺牵张反射的传入纤维。肺牵张反射中肺扩张反射（亦称吸气抑制反射）的生理作用，在于阻抑吸气过长过深，促使吸气及时转入呼气，从而加速了吸气和呼气活动的交替，调节呼吸的频率和深度，当切断一侧迷走神经以后，中断了该侧肺牵张反射的传入道路，肺扩张反射的生理作用被消除，故呈现慢而深的呼吸运动。由于对侧的迷走神经尚未剪断，对侧仍然存在肺牵张反射，故整体情况下，慢而深的呼吸不是很明显。

8. 切断双侧迷走神经后，呈现很明显的慢而深的呼吸（主要是吸气相） 当切断双侧迷走神经以后，中断了左右两侧的肺牵张反射的传入道路，肺扩张反射的生理作用被完全消除，故呈现很明显的慢而深的呼吸运动。

【实训结论】

机体通过呼吸调节血液中的 O_2、CO_2、H^+ 水平，动脉血中 O_2、CO_2、H^+ 的变化又通过化学感受器调节呼吸，维持机体内环境的相对稳定。

【实训结果】

实训结果如图 3-19，3-20。

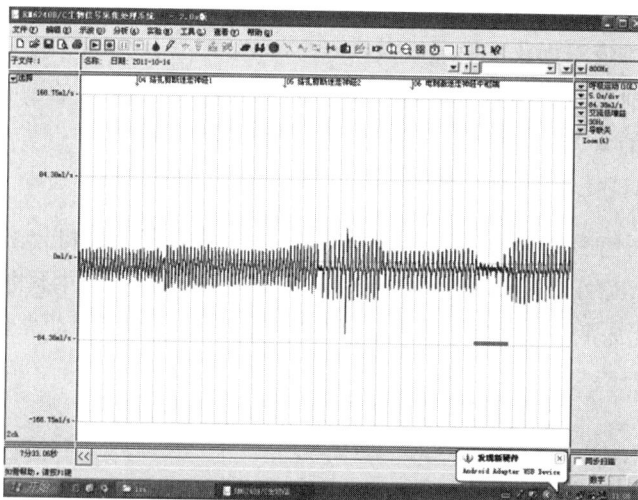

图 3-19 实验结果图 1

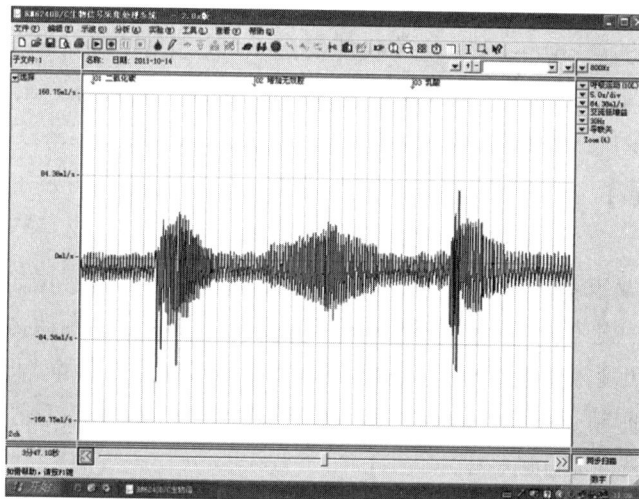

图 3-20 实验结果图 2

【探索性思考题】

1. 血液中 CO_2 浓度过高或 O_2 过少时，呼吸运动有何改变？会通过哪些途径发生这些改变？

2. 根据实验结果分析肺牵张反射（包括迷走神经吸气抑制反射和吸气兴奋反射）

的反射途径，及其对维持正常呼吸节律的意义。

3. 双侧切断迷走神经以后，呼吸运动的变化说明什么问题？

实训十　影响尿生成的因素

【目的要求】

1. 验证尿的生成过程及其影响因素。

2. 观察增加血容量、20%葡萄糖溶液、垂体后叶素对尿生成的影响。

3. 掌握气管插管、动脉插管、膀胱插管的操作技术。

【基本原理】

尿生成的过程包括肾小球的滤过，肾小管、集合管的重吸收和分泌排泄过程。凡影响上述过程的因素都可以引起尿量的改变。本实验在家兔麻醉条件下将插管直接插入输尿管或膀胱以引出尿液，从而能直接观察肾脏生成的尿量在上述因素改变情况下的变化。

【实训对象】

家兔。

【实训器材与试剂】

常用手术器械（粗剪、手术剪、手术钳、眼科剪、眼科镊毁髓针、玻璃解剖针）、气管插管、膀胱插管、刺激电极、保护电极、计滴器、注射器、烧杯、纱布、棉线、动脉夹、血压换能器、BL－420F生物机能实验系统、兔解剖台、30g/L戊巴比妥钠、生理盐水、20%葡萄糖溶液、甘露醇、垂体后叶素、呋塞米、肝素、生理盐水、0.01%去甲肾上腺素。低浓度Na_2SO_4溶液30g/L的氨基甲酸乙酯溶液。

【方法与步骤】

1. 术前准备

（1）麻醉　取家兔一只，称重，耳缘静脉缓慢注射氨基甲酸乙酯（30g/L，按1ml/kg剂量给药）进行麻醉。推注药液的速度要慢，并注意观察动物反应。当家兔出现四肢松软、呼吸变深变慢、角膜反射迟钝时，表明家兔已被麻醉，即可停止注射。

（2）固定与剪毛　将家兔翻转过来，固定于手术台上，用剪毛剪将颈部和腹部手术视野的被毛剪去，即可进行手术。

2. 手术操作

（1）颈部切口，做颈部正中切口，分离气管并插入气管插管。

（2）分离左侧颈总动脉，将充满肝素、生理盐水的动脉插管（已连接血压换能器）插入颈总动脉内。

（3）分离右侧迷走神经，在其下方穿两条线备用。

（4）手术结束后，用浸有38℃生理盐水的纱布覆盖创面。

（5）腹部切口，在耻骨联合上方正中做一3~5cm长的切口。①沿腹白线切开腹壁，膀胱向尾侧移出腹外，暴露膀胱三角。找到输尿管后，将靠近膀胱处的输尿管用止血钳做钝性分离，穿线备用。②将近膀胱端的输尿管穿线膀胱导尿法结扎，于靠近结扎线处剪一斜向肾脏的小口，把充满生理盐水的细塑料管沿肾脏方向插入输尿管，结扎固定备用线。此后，可看到尿液从细塑料管中慢慢逐滴流出（图 3 - 21）。③手术结束后，用浸有 38℃ 生理盐水的纱布覆盖创面。

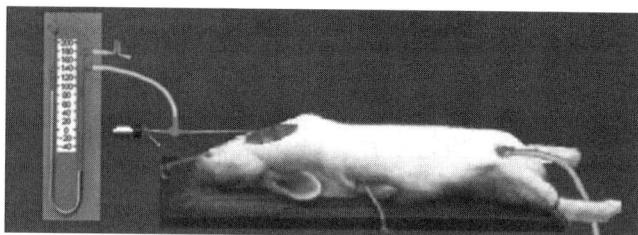

图 3 - 21 家兔导尿图

（6）动脉插管和膀胱插管。氨基甲酸乙酯按 1g/kg 体重的剂量于耳缘静脉注射麻醉家兔，动物仰卧固定，暴露颈部气管、颈总动脉、分离左侧颈动脉穿线备用。按 1000U/kg 体重静注肝素。左颈总动脉远心端结扎，近心端用动脉夹夹住，在靠近结扎处动脉壁剪一"V"字形切口，将动脉套管向心方向插入颈总动脉内，扎紧固定，打开动脉夹，记录血压。耻骨联合上 2cm 沿腹正中线切开皮肤和腹壁。暴露膀胱，在膀胱顶部剪一小口插入膀胱插管，结扎固定。记滴器记录尿流量。

（7）膀胱引流尿液。同样切开腹壁后，膀胱向尾侧移至腹外。辨认清楚膀胱和输尿管的解剖部位，用线结扎膀胱颈部，阻断它同尿道的通路。在膀胱顶部选择血管较少处，剪一纵行小切口，插入膀胱插管（可用弯头滴管代替），插管口最好正对着输尿管在膀胱的入口处，但不要紧贴膀胱后壁，以免堵塞输尿管。用线沿切口结扎两次，将切口边缘固定在输尿管管壁上。

3. 实验装置的连接与使用 记滴器与系统的 4 号通道连接，将引流出的尿液，滴在记滴器上，描记尿滴数。刺激电极与系统的刺激输出相接。进入 BL - 420F 生物机能实验系统的"实验"→"泌尿实验"→"影响尿生成的因素"，同步记录血压及尿滴数，抗利尿剂的作用原理示意图（见图 3 - 22）。

【观察项目】

（1）记录正常血压和尿量曲线。待血压和尿量稳定之后，开始下面的实验。

（2）耳缘静脉注射 37℃ 生理盐水 20ml（1min 内注射完），观察血压和尿量的变化。

（3）耳缘静脉注射 20% 葡萄糖 5ml，观察血压和尿量的变化。

（4）耳缘静脉注射 0.01% 去甲肾上腺素 0.3ml（用生理盐水补足 1ml），观察血压和尿量的变化。

（5）结扎并剪断右侧迷走神经，有中等强度的电刺激对颈部右迷走神经外端刺激 20～30s，使血压降至 6.67kPa（50mmHg）左右，观察尿量的变化。

（6）耳缘静脉注射呋塞米 0.3ml（用生理盐水补足 1ml），观察血压和尿量的变化。

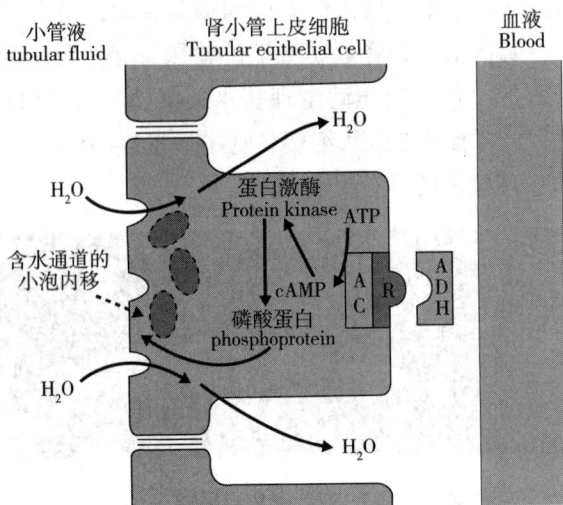

图 3-22 抗利尿剂的作用原理示意图

（7）耳缘静脉注射垂体后叶素 2U，观察血压和尿量的变化。

（8）耳缘静脉注射低浓度 Na_2SO_4 观察血压和尿量的变化。

（9）耳缘静脉注射甘露醇，观察血压和尿量的变化。

【结果分析与讨论】

实验结果记录见表 3-1。

表 3-1　不同条件下家兔尿量、血压的变化情况

施加条件	尿量/（滴/分）	变化率	血压/（kPa）	变化率
生理盐水				
20% 葡萄糖				
0.01% 去甲肾上腺素				
迷走神经				
呋塞米				
垂体后叶素				
Na_2SO_4				
甘露醇				

【注意事项】

1. 实验前给家兔多喂食菜叶或给家兔用水灌胃，以增加基础尿量。

2. 手术操作应尽量轻柔。腹部切口不可太大，避免损伤性闭尿。剪开腹膜时，注意勿伤及内脏。

3. 实验中因需多次静脉注射，故应尽量从静脉远端开始注射，逐步移向根部，以免反复注射时造成困难。

4. 输尿管插管时，要插入输尿管管腔内，勿插在输尿管管壁与周围结缔组织间，插管应妥善固定，防止其滑脱。同时，避免扭曲输尿管，否则将会阻碍尿液的正常排出。

5. 每进行一项实验，均应等待血压和尿量基本恢复到对照值后再进行下一项实验，以排除其他因素对实训结果的影响。

【实训结果】

实训结果如图 3 – 23 ~ 3 – 30。

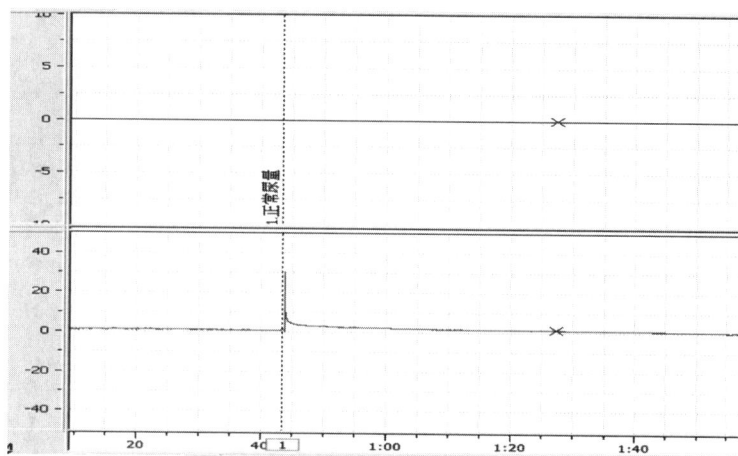

图 3 – 23　家兔正常情况尿量图

正常情况下，家兔无尿液生成

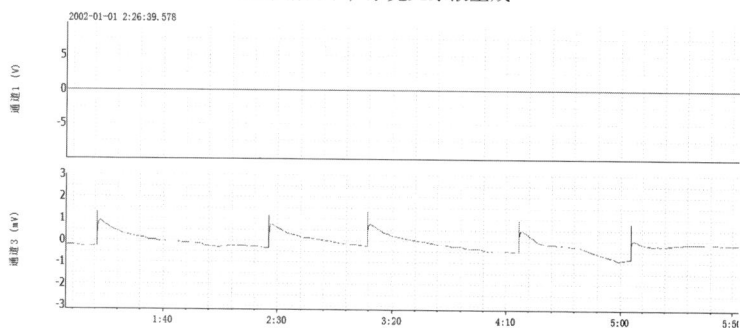

图 3 – 24　注射生理盐水后家兔尿量变化图

注射生理盐水后家兔尿量稍有增加

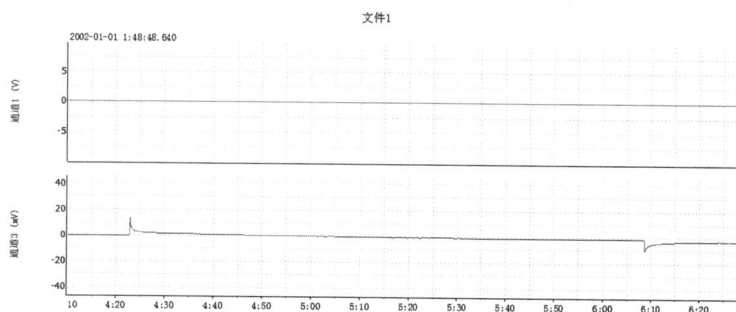

图 3 – 25　注射肾上腺素后家兔尿量变化图

注射肾上腺素后家兔尿量减少

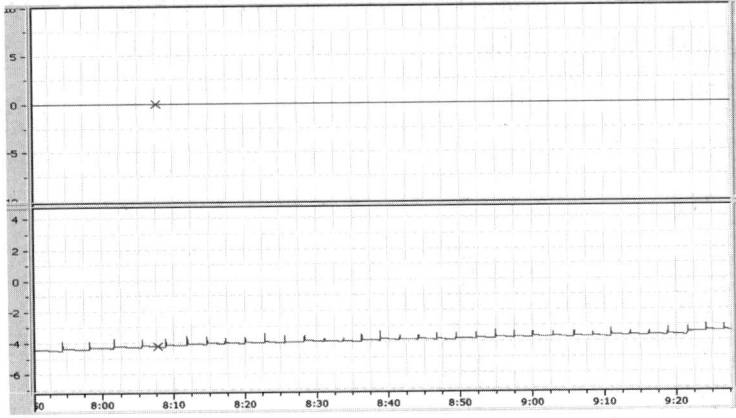

图 3 - 26　注射葡萄糖后家兔尿量变化图

注射葡萄糖可使家兔尿量显著增加

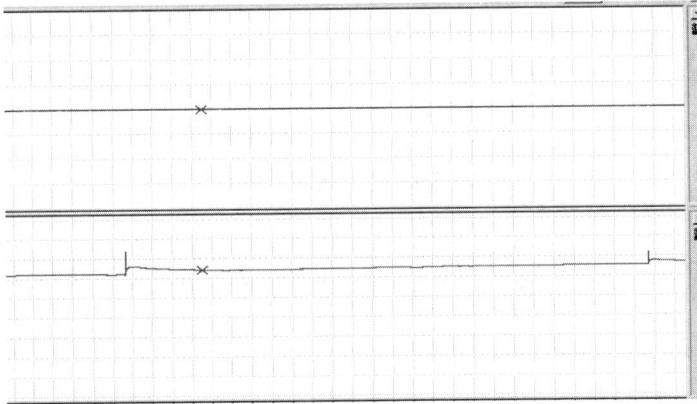

图 3 - 27　注射垂体后叶素家兔尿量变化图

注射垂体后叶素后家兔尿量显著减少

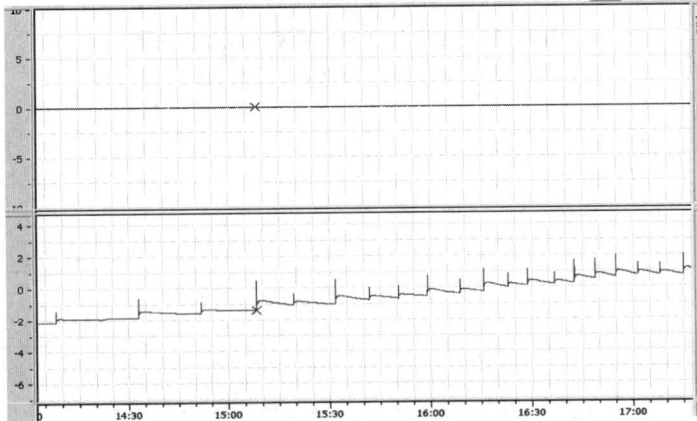

图 3 - 28　注射 Na_2SO_4 后家兔尿量变化图

注射 Na_2SO_4 家兔尿量显著增加

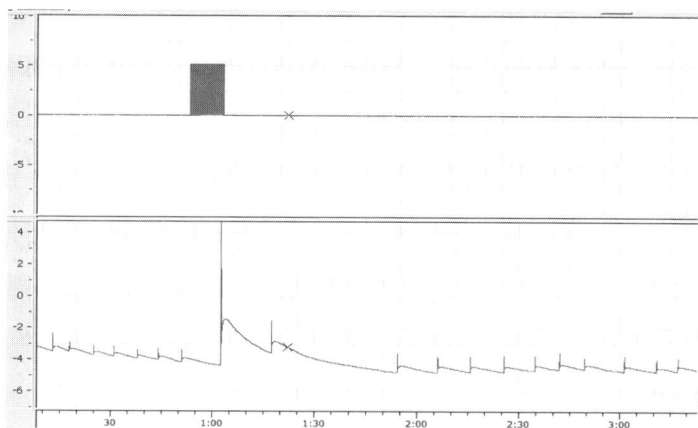

图 3 – 29 刺激迷走神经家兔尿量变化图

刺激家兔迷走神经后尿液的生成量减少

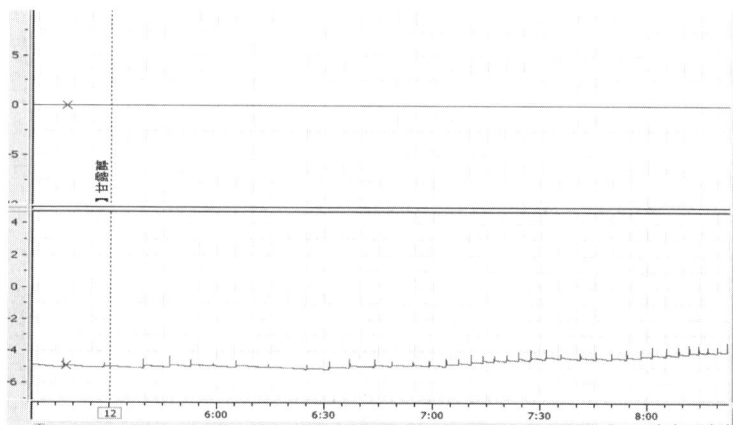

图 3 – 30 注射甘露醇家兔尿量变化图

注射甘露醇使尿液生成量增加

【结果讨论与分析】

1. 静脉快速注射生理盐水使血浆渗透压降低，血液经过肾小球时的滤过率增加，而且肾小球血浆流量也增加，原尿生成增加，同时血容量增加，可刺激容量感受器，血压升高可刺激压力感受器，增加抑制抗利尿激素的分泌和释放，使远端肾小管和集合管对水的重吸收减少。要排除体内过多水分以维持血容量的正常，所以最后尿液生成量增加。

2. 肾上腺素可兴奋血管平滑肌上的 α – 肾上腺素能受体，引起血管收缩，外周阻力增加，同时对心脏起到正性变时、变力和变传导作用，从而导致血压上升，尿量减少。并且去甲肾上腺素可同时兴奋肾入球小动脉和出球小动脉，但前者收缩更明显，肾血流量减少，肾小球毛细血管血压下降，肾小球的有效滤过压下降，尿生成减少。

3. 静脉注射葡萄糖，由于肾小管对葡萄糖的重吸收具有一定限度（肾糖阈 160 ~ 180mg/ml），实验中葡萄糖的注射量远远超过其肾糖阈，经肾小球滤出的大量葡萄糖不能被肾小管上皮细胞全部重吸收，小管液中葡萄糖含量增多，渗透压增高，妨碍了肾小管特别是近球小管对水的重吸收，小管液中的 Na^+ 浓度被稀释而降低，故 Na^+ 的重吸收也减少，氯化钠及水的排出均增加，水随葡萄糖一起排出，尿量增加，称为渗透性利尿。

4. 注射垂体后叶素（催产素和 ADH），ADH 与远曲后段集合管上皮的受体结合后，可增加管腔膜上的水通道，提高肾远端小管和集合管上皮细胞的对水通透性，从而促进水的吸收，使得重吸收水增多而使尿量减少。

5. 注射 Na_2SO_4 后家兔尿量显著增加。原因是在肾小管中，SO_4^{2-} 离子仅有少部分被重吸收，而在近端小管前半段，Na^+ 的重吸收量最大，注射过多的硫酸钠，会导致肾小管内的 SO_4^{2-} 离子与 Na^+ 离子浓度过高，渗透压高，提高了小管液中溶质浓度，阻碍近曲小管对水的吸收，导致尿量增多。

6. 刺激迷走神经，尿量大大减少，甚至可出现暂时无尿。刺激迷走神经外周端，其末梢释放乙酰胆碱与心肌细胞膜上的 M 受体相结合，改变离子通道的通透性和心肌动作电位，引起心脏活动抑制，导致心输出量的减少，血压下降，肾小球有效滤过压下降，肾小球滤过率下降，尿液滤过减少，最后引起尿量的减少。血压下降还可以反射性地引起交感神经兴奋，导致入球小动脉收缩，使尿量进一步减少。

7. 甘露醇可使家兔尿量显著增加，当其注入静脉后，由于其为单糖，在体内很少被分解，甘露醇从肾小球滤过时，在肾小管中不易重被吸收，使肾小管中的原尿的渗透压增高，带出大量的水分而起到渗透利尿作用。

【探索性思考题】

1. 静脉注射大量生理盐水后，尿量增多的机理是什么？

2. 静脉注射 20% 葡萄糖液对血压和尿量有何影响，为什么？

3. 静脉注射 0.01% 去甲肾上腺素对血压和尿量有何影响？

4. 电刺激迷走神经外端对尿量和血压有何影响？

5. 静脉注射垂体后叶素对尿量和血压有何影响？

实训十一　大脑皮层诱发电位

【目的要求】

用电脉冲刺激家兔坐骨神经，在其皮层的相应代表区记录诱发电位，以观察大脑皮层体感诱发电位的基本特征，并了解记录诱发电位的方法。

【基本原理】

皮层诱发电位（evoked corticalpotential）是指感觉传入系统受到刺激时，在皮层某一局限区域引出的电位变化。受刺激的部位可以是感觉器官、感觉神经或感觉传导途径上的任何一点。由于皮层时刻都在活动着并产生自发脑电波，因此皮层诱发电位时常出现在自发脑电波的背景上。鉴于自发脑电越低，诱发电位就越清楚，因而经常使用深度麻醉方法来压低自发脑电而突出诱发电位。诱发电位技术较早就被应用于感觉系统的电生理研究，在感觉机能的中枢定位、连接及投射关系等方面的研究中发挥了重要作用。近年来由于电子计算机的应用，出现了对诱发电位的叠加与平均技术，可以在人的颅外头皮上记录出清醒状态下的诱发电位，从而使得诱发电位在临床诊断方面获得了应用。

常见的皮层诱发电位有躯体感觉诱发电位、听觉诱发电位和视觉诱发电位等。各种诱发电位均有其一定的形式。在动物皮层相应的感觉区表面引出的体感诱发电位，可分为两部分：一为主反应，另一为后发放。主反应的出现与刺激有锁时（time-locked）关系，即在相同的实验条件下，刺激同一部位，在同一引导区域出现诱发电位的潜伏期是稳定不变的。家兔体感皮层诱发电位的潜伏期一般为 5 ~ 12ms。主反应是一先正后负的电位变化，正向波比较恒定。后发放尾随主反应之后，为一系列正向的周期性电位变化，其周期节律一般为 8 ~ 12 次/秒。后发放是否出现及其持续时间的久暂，取决于刺激强度与麻醉状态。一般来说刺激强度大，而麻醉程度浅时，后发放易于出现，且持续时间较长。

【实训对象】

家兔 1 只。

【实训器材与试剂】

示波器、前置放大器、刺激器、马蹄形兔头固定器、电极操纵器（三向推进器）、皮层引导电极（直径为 1mm 的银丝，头端呈球形，又称银球电极）、保护电极、哺乳类动物手术器械一套、兔颅骨钻（或牙钻）、骨钳、20ml 注射器及针头、骨蜡、液体石蜡、1% 氯醛糖和 10% 氨基甲酸乙酯混合液（1g 氯醛糖加 10g 氨基甲酸乙酯再加水至100ml，加热溶解）。

【方法与步骤】

1. 麻醉抽取 1% 氯醛糖和 10% 氨基甲酸乙酯混合液，按 4 ~ 5ml/kg 体重的剂量（每公斤体重为 40 ~ 50mg 氯醛糖 + 400 ~ 500mg 氨基甲酸乙酯），由兔耳缘静脉注射进行麻醉。实验中可按需要作皮下注射追加麻醉药［0.5ml/（kg·h）］，麻醉深度以维持呼吸在 20 ~ 24 次/分，皮层自发脑电很小为宜。

2. 手术

（1）行气管插管术。

（2）分离坐骨神经，安放刺激电极。剪去右侧大腿背外侧的毛，于大腿中部纵行切开皮肤，用止血钳钝性分离股二头肌与半腱肌，在深部即可找到粗大、色白的坐骨神经，将保护电极安放在坐骨神经上，并覆盖一温热的液体石蜡棉条，然后锁定保护电极，并把切口皮肤用止血钳夹闭。

（3）暴露大脑皮层。将兔头固定于马蹄形固定器上，剪去头顶部的毛，沿头顶正中线纵行切开头皮约 4cm，用刀柄钝性分离骨膜，清楚暴露颅骨骨缝。在冠状缝后缘，矢状缝左旁 1cm 处，用兔颅骨钻钻开颅骨，用骨钳仔细扩大创口，前至冠状缝前 5mm

处，后至人字缝前缘，右至矢状缝旁，暴露两侧大脑皮层。注意勿伤及正中线血管及硬脑膜。骨缝出血可用骨蜡封闭。

3. 连接实验装置，调节仪器参数。皮层引导电极的尾端接前置放大器的输入端，前置放大器的输出接示波器的 Y 轴输入。刺激器的输出接保护电极。前置放大器的时间常数（输入选择）选 0.1～1 秒、高频滤波选 1 kHz。示波器用外触发扫描，扫描速度调至 10ms/cm。放大总灵敏度调至 0.1mV/cm。刺激器输出刺激的频率为 1Hz，波宽为 0.1～0.2ms，经隔离输出，强度以引起右后肢随刺激微动为宜。

将皮层引导电极装在三向推进器上，参考电极夹在头皮切口边缘上，并将动物妥善接地。

4. 实验观察

（1）观察体感区皮层的自发脑电　将示波器的扫描方式转变为连续扫描状态，移动三向推进尺，使引导电极的银球轻轻接触已暴露的体感区皮层，在示波器上即可显示出自发脑电，观察其波形特点。

（2）引导并观察诱发电位　将示波器的扫描方式转变为外触发扫描状态，使扫描与刺激器的输出同步。开动刺激器，使受刺激的右后肢随刺激而微动，观察示波器上是否出现诱发电位。如诱发电位不明显，可移动引导电极的位置，寻找出较大且稳定的诱发电位。

观察诱发电位的波形特征，识别刺激伪迹，测量主反应的正波峰（向下）及负波峰（向上）的潜伏期和幅度。改变刺激强度，观察诱发电位的变化。实验过程中家兔大脑皮层电位记录见图 3-31。

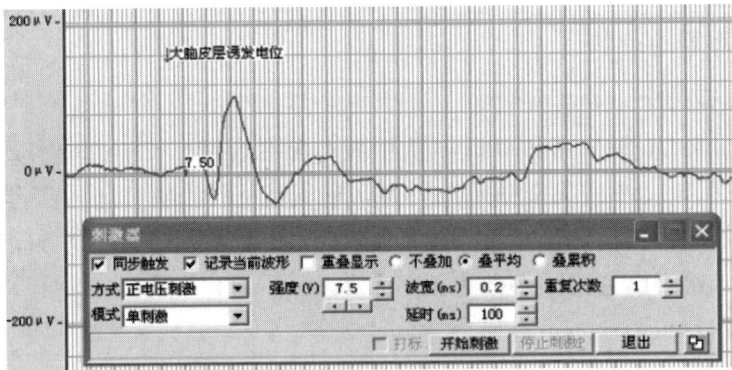

图 3-31　家兔大脑皮层电位图

【注意事项】

1. 整个实验最好在屏蔽室内进行，或把家兔用铜丝网屏蔽起来，以减少交流电干扰。

2. 手术过程中要注意大脑皮层血管的情况。一旦血管破裂出现血凝块，会压迫大脑皮层细胞，造成缺氧，导致实验失败。

3. 引导电极放置时不能重压大脑皮层，只能轻触，更换引导部位时，要先旋起电极使之离开大脑皮层，再移动电极位置，以防损伤大脑皮层。

【探索性思考题】

1. 什么叫大脑皮层自发脑电活动？它与大脑皮层诱发电位有什么区别？

2. 大脑皮层诱发电位有何特点？

3. 临床上检测皮层诱发电位的诊断意义是什么？

第三篇

人体解剖生理学常用实验动物的生物学特征及实验基本操作技术

第四章 人体解剖生理学常用
实验动物的生物学特征

1. 蛙（或蟾蜍）的生物学特征及实验应用 属于两栖变温动物，皮肤光滑湿润，有腺体无外鳞。蛙的心脏有两个心房，一个心室，心房与心室区分不明显，动静脉血混合，有冬眠习性。生存环境比哺乳动物简单，在机能学实验中有多种实验选择该动物。如：①离体蛙心实验，常用来研究心脏的生理功能及药物对心脏活动的影响。②蛙的腓肠肌和坐骨神经可用于观察外周神经及其肌肉的功能，以及药物对周围神经、骨骼肌或神经肌肉接头的影响。③腓肠肌可用于记录终板电位，在脊休克、脊髓反射、反射弧分析、肠系膜微循环等多个实验中有应用。在临床检验中，可用雄蛙作妊娠反应实验。

2. 小白鼠的生物学特征及实验应用 小白鼠性情温顺，易于捕捉，胆小怕惊，对外来刺激敏感。胃容量小，不耐饥渴，随时采食。在机能学实验中常选用该动物。故适用于大量的实验动物，如某些药物的筛选实验、半数致死量（LD_{50}）测定、药效比较、毒性实验及妊娠期 20 天左右观察，常用于避孕药实验及抗癌药实验。

3. 大白鼠的生物学特征及实验应用 大白鼠性情温顺，行动迟缓，易于捕捉，但受惊吓或粗暴操作时，会紧张不安甚至攻击人。大鼠嗅觉发达，对外界刺激敏感，抵抗力较强。大鼠无胆囊，肾单位表浅，肝再生能力强。大鼠的血压反应比兔稳定，可用作血压实验，也可用于慢性实验、抗炎、降脂、利胆、子宫实验及心血管系统的实验。中国药典规定该动物为催产素效价测定及药品质控中升压物质检查指定动物。

4. 豚鼠的生物学特征及实验应用 豚鼠性情温和，胆小，饲养管理方便，可群养。豚鼠耳蜗管发达，听觉灵敏，存在可见的普赖厄反射（听觉耳动反射），乳突部骨质薄弱。豚鼠对组织胺、人型结核杆菌很敏感。能耐受腹腔手术，使用于肾上腺机能的研究。其自身不能制造维生素 C，是研究实验性坏血症的唯一动物。

5. 家兔的生物学特征及实验应用 家兔属于草食性动物，性情温顺但群居性差，听觉、嗅觉十分灵敏，胆小易惊，具夜行性和嗜睡性。主要利用呼吸散热维持体温平衡，耐冷不耐热，厌湿喜干。家兔广泛应用于医学研究中。由于兔耳血管丰富，耳静脉表浅，易暴露，是静脉给药及采血的最佳部位。兔的减压神经在颈部与迷走交感神经分开走行而自成一束，常用于研究减压神经与心血管活动的关系。家兔的体温调节较稳定，反应灵敏，常用于发热研究和热源试验，是药品质控中热源检查的指定动物。家兔对组织胺不敏感，不发生呕吐，因此不适用于组织胺过敏性休克、催吐和镇吐药物的研究。

6. 猫的生物学特征及实验应用 猫是天生谨慎而神经质的动物。反应灵敏,喜爱孤独而自由地生活,喜居明亮干燥处。循环系统发达,血管坚韧,血压稳定,对降压物质反应特别敏感,是药品质控中降压物质检查的指定动物。还可做去大脑僵直、姿势反射和虹膜反应以及呼吸、心血管反射的调节实验等。

7. 狗的生物学特征及实验应用 狗品种繁多,个体差异大。听觉、嗅觉灵敏,反应敏捷,对外界环境适应能力强,易驯养,经过训练后能很好地配合实验。狗在基础医学研究和教学实验中是最常用的实验动物之一。常用于心血管系统、脊髓传导、大脑皮层功能定位、条件发射、内分泌腺摘除和各种消化系统功能的实验研究。特别适用于实验外科学的研究,是临床探索新的手术方法和观察手术疗效的首选实验动物。

第五章　人体解剖生理学实验
常用基本操作技术

1. 实验常用动物的选择和准备

（1）在医学实验中最常用的动物有哪些？选择动物的原则是什么？

在机能学实验中最常选用哺乳类、两栖类动物，有兔、狗、猫、大鼠、小鼠、豚鼠、蛙等。

实验动物的选择首先根据实验的目的和要求、动物的特点（生理特点和对某些药物反应的敏感性）以及一些实际情况（如动物来源如何、饲养管理条件、经费等）。在实验动物的选择上，必须注意三点，即动物的种类、品系和个体差异。如果选用动物不当，会出现与人类药效不符的现象，因此必须选用最适宜的动物进行实验。为了获得理想的实验结果，就要选择健康动物进行实验，动物的健康状态可以从动物的活动情况、外观来加以判断，如狗、猫、兔、大鼠、小鼠等。当动物有病时，常表现为精神不振、行动迟缓、毛发蓬乱无光泽、鼻部皮肤干燥并流鼻水、眼有分泌物等。进行慢性实验时应选择年轻健壮的雄性动物，因年老动物的耐受力差，术后不易恢复，故不大选用。一般在实验前 12 小时禁食，可饮水。慢性实验应提前数周将动物放到实验室，让动物进行熟悉和适应环境，为实验前做好一切准备工作。实验者术后要耐心细致观察动物的一切状况（包括动物的活动及进食情况），最好亲自护理和喂养。

（2）动物实验的常用方法有哪些？

动物实验方法已成为医学科学研究和实验教学及相关学科研究中不可缺少的重要手段。动物的实验方法是多种多样的，在医学的各个学科领域内都有其不同的应用，但基本的实验方法则是共同的。①如健康动物的识别、选择、抓取、固定、麻醉、动物分组、编号、脱毛、给药、采血、取尿、急救、处死、尸检等，不论从事何种课题的医学研究都涉及这套实验动物基本操作方法。②动物实验按机体水平不同可分为整体实验和离体实验。还可进一步具体分为分子、亚细胞、细胞、组织、器官、整体动物和无损伤动物等水平的实验。按动物时间的长短则可分为急性实验和慢性实验。③按学科的实验方法可分为生理学的动物实验方法，病理生理学的动物实验方法，药理学的动物实验方法，病理解剖学、组织学的动物实验方法等。

（3）如何合理选择实验动物和充分利用动物？

在医学研究中合理地选择好实验动物是非常重要的，不同的实验有不同的目的要求，而各种动物又有自己的生物特点和解剖生理特征。如果选择得当，则可用少量的人力、动物和时间，以最小的代价最大限度地获得可靠的实验结果。否则，不仅造成不必要的浪费，更严重的是会影响实验结果的判断。因此应选择那些结构、机能、代谢和人类相似的动物进行实验。大型灵长类动物数量少，价格昂贵，不易获得，而且遗传和微生物控制较困难，一般在医学实验中较少使用，而用一般动物替代。如：狗具有发达的血液循环和神经系统，消化过程与人相似，适用于作营养学、毒理学、生理学及实验外科学研究。两栖类的蛙和蟾蜍，大脑很不发达，和人类相差甚远，当然不能用于高级神经活动的研究，进行简单的反射弧试验，选用蛙很合适，因为最简单的反射中枢位于脊髓，而蛙的脊髓已发展到适合该实验要求的阶段，结构简单，容易分析，而高等动物的反射弧复杂而难于分析。兔的主动脉神经（减压神经）自成一束，多用于减压反射或减压神经放电实验。豚鼠耳蜗较发达，常用于引导耳蜗微音器电位。大鼠、狗、猫的心脏比兔心更强更持久，所以常用于血流动力学及冠状循环的研究。

为了充分利用好动物，节省经费，可在不影响实验结果的情况下，在同一动物身上进行不同的实验内容。如：用兔取心脏、小肠分别做离体灌流实验。胸内负压与呼吸运动调节，膈神经放电实验可先后结合起来。皮层诱发电位与大脑皮层运动机能定位及去大脑僵直实验可结合起来。在同一只蛙上可先做期前收缩或代偿间歇实验，再做蛙心起搏点观察。

2. 实验动物的捏持与固定　正确地捏拿固定动物是为了不损害动物健康，不影响观察指标，并防止被动物咬伤，保证实验顺利进行。

（1）如何正确捏拿及固定狗？

对于未经驯服的犬，需先用特制铁钳夹住头颈将其按倒，以绳索捆扎犬嘴。绑嘴时，绳带先从嘴角绕至鼻上方打一结，再将绳带绕到嘴下方打一结，然后将绳带拉到耳后颈部打结固定，方可给药。对于已经驯养的犬，不易用铁钳夹头，实验者先对其爱抚，逐渐接近动物，给狗带好嘴罩固定，分别把狗的四肢（右上右下，左上左下）用带子捆绑好，然后开始麻醉。首先将狗放到解剖台上，把颈部拉直固定好头部，取绳索用其一端分别绑在前肢的腕关节上部和后肢的踝关节上部，绳索的另一端分别固定在实验台同侧的固定钩上。固定两前肢时，亦可将两根绳索交叉从狗的背后穿过，分别绑在实验台两侧的固定钩上。

（2）如何正确捏拿及固定家兔？

家兔比较驯服不会咬人，但脚爪较尖，应避免抓伤。首先右手抓住兔的颈背部皮肤，轻轻提起，左手托起臀部，使兔成坐位姿势，切忌捏拿双耳。把兔放入固定器内，开始麻醉。将麻醉好的家兔取仰卧位，用一根棉绳的一端打个活节套牵引兔的两只上门齿，另一端拴在手术台前端的铁柱上。四肢固定方法参照狗的四肢固定法。

（3）如何正确捏拿及固定猫？

捏持猫时应戴手套，注意防止被其抓伤，将猫装在布袋内，然后逐渐收缩布袋，将猫推到袋角按住头部和躯体，隔着布层作腹腔内注射麻醉。猫的头部和四肢固定方法可参照兔的固定方法进行。

（4）如何正确捏拿及固定大白鼠？

为防止大鼠在惊恐或激怒时咬伤手指，捉拿时最好带上防护手套，右手抓住鼠尾立即提起，放在易攀抓的粗糙面上，用左手拇指和示指抓住其两颊及后枕部皮肤，充分固定慎防咬伤，其余手指握住整个鼠体，注意握力不要太大，以免大鼠窒息死亡。然后将其腹部向上，作腹腔麻醉，最后固定。

（5）如何正确捉拿及固定小白鼠？

小鼠性情温顺，一般不会主动咬人，但取用时动作也要轻缓。抓取时先用右手提起鼠尾，放在鼠笼盖上或易攀抓的粗糙面上，将鼠尾向后轻拉，此时小鼠前肢紧紧抓住粗糙面，迅速用左手拇指及示指沿其背向前捏住两耳和头颈部皮肤，将小鼠尾巴夹在环指、小指和手掌之间。

（6）如何正确捉拿及固定蛙？

实验者左示指和中指夹住蛙两前肢，环指和小指夹住两后肢，拇指触摸枕骨大孔位置，右手持探针刺入枕骨大孔，破坏脑脊髓。在抓取蟾蜍时，应注意勿挤压其两侧耳部突起之毒腺，以免毒液喷出射进眼中。

（7）如何正确捉拿及固定豚鼠？

豚鼠较为胆小易惊，所以在抓取时，必须稳、准和迅速。抓取幼小豚鼠时，用两手捧起来，成熟动物则用右手大把抓起来，用手固定，方法是先用手掌迅速扣住鼠背，抓住其肩胛上方，以拇指和示指环握颈部，另一只手托住臀部。也可用固定器固定豚鼠或将豚鼠四肢固定在木板上。

3. 实验动物被毛的去除　动物的被毛常影响实验操作和实验结果的观察，因此实验中常需去除或剪短动物的被毛，有时需标号或区别动物也要剪毛或脱毛。常用的去毛方法有剪毛、拔毛和脱毛三种。

（1）何谓剪毛法？如何进行？

剪毛法是急性实验中最常用的方法。将动物固定好，用剪刀紧贴动物皮肤将所需去毛部位的被毛剪去。必要时可用拇指和示指拉紧皮肤剪毛，不可用手提起被毛，以免剪破皮肤。剪下的被毛集中在一个容器内，容器内加水以防剪下的毛乱飞，勿遗留剪下的毛在手术部位或实验环境中，以免剪下的毛影响实验。

（2）何谓拔毛法？如何进行？

拔毛法为用拇指和示指将所需部位皮毛拔出，兔耳缘静脉注射或取血时以及给大、小鼠作尾静脉注射时常用此法。也可用胶布或医用橡皮膏在去毛部位反复轻贴轻拉去毛。此方法简便，但毛囊易受损。

（3）何谓脱毛法？如何配置脱毛剂？

采用化学脱毛剂将动物被毛脱去。此种方法常用于大动物无菌手术，观察动物局部血液循环或其他各种病理变化。

常用的脱毛剂配方：① 硫化钠8g溶于100ml水中，配成8%硫化钠水溶液；② 硫化钠3g、肥皂粉1份、淀粉7份，加水混合，调成糊状软膏；③ 硫化钠8g、淀粉7g、糖4g、甘油5g、硼砂1g、水75g，共100g，调成糊状；④ 硫化碱10g（染土布用）、生石灰15g，加水至100g，溶解后即可使用。各种脱毛剂用法：将脱毛部位的被毛先用剪刀剪短，以节省脱毛剂的用量，用棉球或纱布块蘸脱毛剂在脱毛部位涂成薄层，2～3min后用温水洗去该部位脱下的毛，再用干纱布将水擦干，涂上一层油脂。采用上述1～3种配方，对家兔、大鼠、小鼠等小动物脱毛效果较好。第4种配方对狗等大动物的脱毛效果很好。

4. 实验动物性别的鉴别

（1）如何鉴别小鼠、大鼠的性别？

根据外生殖器（阴蒂或阴茎）与肛门之间的距离来判断这些动物新生仔的性别，一般间隔短的是雄性，外生殖器阴茎与阴蒂大，但是对此判别要有一定经验，成熟期雌性有阴道口，雄性有膨起的阴囊和阴茎。

（2）如何鉴别豚鼠的性别？

雌性外生殖器阴蒂突起比较小，用拇指按住这个突起，其余指拨开大阴唇的被毛，可看到阴道口，但一定要注意，豚鼠的阴道口除发情期以外有闭锁膜关闭着。雄性外生殖器处有包皮覆盖的阴茎的小隆起，用拇指轻轻按住包皮小突起的基部，龟头突出容易判断。

（3）如何鉴别家兔的性别？

新生仔兔的性别判断比大鼠等困难。雌雄是根据肛门和尿道开口部之间的距离以及尿道开口部的形态来判断，肛门和尿道开口部之间的距离，雄性的是雌性的1.5～2倍。手指压靠近尿道开口处的下腹部，雌性肛门和尿道开口部之间的距离不明显伸长，尿道开口依然指向肛门方向，雄性则距离明显伸长，尿道开口与肛门相反的方向。尿道开口部的形状，雌的是裂缝，细长形，雄的则是圆筒形。成年兔根据雌性阴道口的存在及雄性阴囊部膨胀和阴茎的存在相区别。

5. 实验动物编号标记的方法

（1）为什么要对实验动物进行编号标记？标记的方法有几种？

动物在实验前常常需要作适当的分组，不同的体重或相同的体重放在同一个笼时，这就需要编号标记。标记的方法很多，良好的标记方法应满足标号清晰、耐久、简便、适用、无明显损伤、无毒和易辨认等要求。标记的方法有染色标记法、号牌法、打孔剪口法和剃毛、剪毛法。

（2）实验动物染色标记法是如何进行的？

染色标记法在实验室中最常使用，也很方便，常用化学药品涂染动物背部或四肢一定部位的皮毛，代表一定的编号。常用的涂染化学药品有：黄色如3%～5%苦味酸溶液；红色如0.5%中性红或品红溶液；咖啡色如20%硝酸银溶液；黑色如煤焦油的酒精溶液。

标记的方法是用毛笔或棉签蘸取上述溶液，在动物的不同部位涂上斑点（色）以示不同号码。动物染色编号的原则是先左后右，先上后下，如：在鼠的左前腿上为1号，左侧腹部位为2号，左后腿为3号，头顶部为4号，腰背部为5号，尾基部为6

号，右前腿为 7 号，右侧腰部为 8 号，右后腿为 9 号，空白色为 10 号。如动物编号较多可在动物两个部位分别涂同色，如：双前肢为 11 号，双后肢为 12 号，左前左后肢为 13 号等，反复交错，增加涂色数。此种方法常适用于小鼠、大鼠、家兔、豚鼠等。

（3）实验动物号牌法如何进行？

实验动物号牌法是用金属制作的号牌，固定于实验动物的耳上，一般适用于狗、猫、猴、羊等。

（4）实验动物打孔剪口法如何进行？

实验动物打孔剪口法是在耳朵不同部位打一小孔或剪一小缝表示号码，这种方法维持时间长。仅适用于小鼠、大鼠、家兔等。

（5）实验动物剃毛、剪毛法如何进行？

剪毛前先将动物适当固定，应把剪刀贴紧皮肤剪毛，不要用手提起背毛，以免剪破皮肤。此法仅适用于有色动物或大动物短时间的标记。如：家兔、金黄地鼠等。

6. 常用实验动物的麻醉

（1）实验前为什么要对动物实施麻醉？

实验动物的麻醉，是机能学实验中的一项重要问题。特别是一些精细的或可能引起疼痛的手术实验。也为了减少动物的挣扎和保持安静，避免疼痛或动物骚动等因素对实验结果的干扰，使实验便于操作和顺利进行，常对实验动物采取必需的麻醉。动物麻醉的关键在于正确选择麻醉剂的麻醉方法。主要根据实验目的及动物的种类、体重，实验时间长短来进行选择。

（2）常用的动物麻醉方法与麻醉用药有哪些？

动物的麻醉方法分全身麻醉和局部麻醉。①全身麻醉又分为吸入性麻醉和注射性麻醉。吸入性麻醉常用药物有乙醚、氯仿和氟烷类等挥发性麻醉药。非吸入性麻醉法（注射麻醉）常用药物有戊巴比妥钠、硫喷妥钠、乌拉坦、水合氯醛等麻醉药。②常用局部麻醉药物为盐酸普鲁卡因注射液和盐酸可卡因溶液。

（3）如何给予动物吸入性麻醉药物？

①小鼠和大鼠：将动物扣在玻璃罩或烧杯内，然后把含有麻醉药的棉球或纱布放入其中，动物因吸入麻醉药蒸气而被麻醉。②兔、猫、犬：将装有少许棉花的圆锥形麻醉口罩套住动物鼻子，从口罩上的小孔滴入麻醉药，使麻醉药蒸气随呼吸进入体内产生麻醉。吸入麻醉过程中应随时观察动物变化，麻醉后及时将动物从麻醉容器中取出，以防麻醉过深死亡。

（4）如何给予非吸入性麻醉（注射麻醉）药物？

非吸入性麻醉（注射麻醉）药物有戊巴比妥钠、硫喷妥钠、乌拉坦、水合氯醛。给药方法常用的是腹腔注射和静脉注射两种。小动物多用腹腔注射，大动物则常用静脉注射。静脉注射的原则是宁浅勿深，先注射麻醉药总量的 2/3，剩下的 1/3 一面观察动物的反应（如呼吸频率变慢、角膜反射、疼痛消失等），要缓慢地推注直到麻醉好。如果动物还没有完全麻醉，5min 后可以再补充一些，以达到足够的麻醉深度。腹腔注射比较方便，但是麻醉起效慢，动物兴奋现象明显，麻醉深浅不宜控制，偶尔有误注肠腔或膀胱的可能。

（5）如何进行实验动物的局部麻醉

① 猫的局部麻醉一般应用0.5%～1.0%盐酸普鲁卡因注射。黏膜表面麻醉宜用2%盐酸可卡因。② 兔在眼球手术时，可于结膜囊滴入0.02%盐酸可卡因溶液，数秒钟可出现麻醉。③ 狗的局部麻醉用0.5%～1%盐酸普鲁卡因注射。眼、鼻、咽喉表面麻醉可用2%盐酸可卡因。

（7）氨基甲酸乙酯（乌拉坦）麻醉药的物理、化学及生物学特性如何？

氨基甲酸乙酯（乌拉坦）易溶于水，用药剂量为20%～25%，常用于兔、猫、狗、蛙等动物的麻醉。优点：价廉，使用简便，一次给药可维持4～5小时，且麻醉过程较平稳，动物无明显挣扎现象。缺点：苏醒慢，麻醉深度和使用剂量较难掌握。推注快了抑制呼吸。

（8）戊巴比妥钠麻醉药的特性如何？

戊巴比妥钠为白色粉末，用时配成3%溶液静脉或腹腔注射。作用发生快，维持时间3～5小时。静脉注射时前1/3剂量可快速注射，以快速渡过兴奋期，后2/3剂量应缓慢注射，密切观察动物的反应。优点：用量少，维持时间要比乌拉坦短，药量宜掌握。缺点：给药时动物挣扎出现兴奋，动物麻醉后，常因麻醉药的作用以及肌肉松弛血管扩张，致使体温缓慢下降。所以应设法保温。

（9）硫喷妥钠麻醉药的特性如何？

本品为淡黄色粉末，其水溶性不稳定，故需临时配制成2%～5%溶液作静脉注射。一次给药可维持0.5～1小时，一般用在实验较短的情况，缓慢注射，防止抑制呼吸，连续应用易蓄积，毒性小，更适合于小动物。

（10）氯–乌合剂（含氯醛糖1%，乌拉坦7%）的特性如何？

氯–乌合剂常用于中枢性实验，如大脑皮层诱发电位等。该合剂对神经反射及心血管的影响较小。一般用于猫和家兔。

（11）乙醚的特性如何？

呼吸性麻醉药，可用于各种动物，尤其是时间短的实验或手术。吸入后10～20min开始生效。本药优点是安全、苏醒快、麻醉的深度及药量易掌握。缺点是麻醉初期动物出现较强的兴奋现象。另外，乙醚可强烈刺激呼吸道黏膜产生大量的分泌物，引起呼吸道堵塞，所以在麻醉前半小时给动物注射阿托品（0.1～0.3mg/kg），可避免上述现象的发生。动物吸入乙醚后，常先有一个兴奋加强期，动物开始挣扎，同时呼吸变的不规则，有时甚至出现呼吸加深和肌张力增强的现象。深呼吸有吸入过量乙醚的危险，此时可让动物每呼吸数次乙醚后，取下口罩，呼吸一、二次新鲜空气，可避免这种危险。等度过这一期后，麻醉将逐渐加深，动物呼吸也渐趋平稳，肌张力逐渐松弛，瞳孔缩小。如果出现角膜反射消失时，表明麻醉已达足够深度，可以进行手术。

（12）常用麻醉药的用法与用量是多少？给药途径有哪些？

常用麻醉药剂量和给药途径见表5-1。

表5-1　常用麻醉药剂量和给药途径

药物	动物	给药法	剂量 （mg/kg）	维持时间 （h）	备注
戊巴比妥钠	兔、猫、犬	iv、ip	25~30	2~4	轻度心动过速，抑制心血管和脊髓反射
	小鼠、大鼠、豚鼠	ip	40~50	2~4	
硫喷妥钠	猫、犬	iv、ip	25~50	1/4~1/2	对呼吸有一定的抑制作用，常有喉头痉挛
	兔、大鼠	iv、ip	50~80	—	
氨基甲酸乙酯（乌拉坦）	兔、猫、犬	iv、ip	700~1000	3~5	对肝及骨髓有毒性，只适用于急性实验中
	蛙	ip	2000	—	
氯醛糖	猫、犬	iv、ip	50~80	5~6	中枢作用较轻
	兔、大鼠		—		
氯-乌合剂（含氯醛糖1%，乌拉坦7%）	猫、兔	iv、ip	5ml/kg （含氯50mg，乌350mg）	5~6	对神经反射及心血管的影响较小

注：iv，静脉注射；ip：腹腔注射。

（13）应用麻醉剂应注意的事项是什么？

①静脉注射麻醉药时应缓慢，同时观察肌肉紧张性，角膜反射和对四肢夹捏的反应，当以上活动明显减弱或消失时，应立即停止注射。静脉给药的浓度要适中，不易过高，以免麻醉过急出现动物死亡；但麻醉过浅，动物挣扎手术无法进行。②动物麻醉后应注意保温。麻醉期间，动物体温调节机能往往受到抑制，出现体温下降，可影响实验的准确性。应给动物采取保温措施。保温的方法是实验台内装灯、手术灯，也可采用（远）红外灯管照射法以及空调等保温。无论哪种方法加温都应根据动物的肛门体温而定。动物的正常体温：猫为（38.6±1.0）℃，兔为（38.4±1.0）℃，大鼠为（39.3±0.5）℃，豚鼠为（39±1.0）℃，小鼠（37±1.0）℃。③冬季作实验时，麻醉剂在静脉注射前应加热到动物体温水平。

（14）如何静脉注射给予麻醉药？

静脉注射常用于狗和猫。①狗最常选用前肢皮下头静脉或后肢小隐静脉（小隐静脉由外踝前侧走向外上侧），减去注射部位被毛，用酒精涂擦皮肤，使血管暴露。一人捏紧注射肢体的上端，阻断血流，使静脉充盈。另一人持注射器进行静脉注射，针头刺入后见有回血，放松肢体上端，固定好注射针头，将药液注入。②兔一般采用耳廓外缘静脉注射（家兔耳廓两侧血管为静脉血管，中央为动脉血管），首次注射应选耳缘静脉远端用酒精棉球涂擦注射处皮肤，使局部血管扩张，左手拇指和中指捏住兔耳尖部，示指垫在注射部位下，右手持注射器（选用5~6号针头）刺入血管，回抽有回血，注射无阻力，即可将药液注入血管。

（15）如何腹腔注射给予麻醉药？

腹腔注射给予麻醉药常用于猫和鼠类。①猫易怒,其爪、牙均可伤人。可先将猫引入特制的玻璃瓶内,用喷雾器从瓶口喷入乙醚作为诱导麻醉。经 10～15min,猫被麻醉后即可取出称重,按所需的麻醉药物作腹腔注射。②左手抓好鼠的后背头颈部皮肤,使其腹部向上,右手持注射器,注射器针头与皮肤成45°角刺入下腹部腹白线稍外侧处。针尖通过腹肌后感觉到阻力消失,说明针头已进入腹腔。轻轻回抽注射器,注意有无尿液或血液抽出。确认针头未刺入肝、肠、膀胱等器官后,方可缓慢地推入麻醉药。

(16) 如何肌内注射给予麻醉药?

多用于鸟类,选择胸肌或腓肠肌等肌肉较发达部位。左手固定动物,右手持注射器,呈90°角迅速刺入肌肉。注射完毕后,可用手轻轻按摩注射部位,促使药物扩散有利吸收。对猴、狗、猫、兔则多用两侧臀部或股部进行肌内注射。

(17) 如何皮下注射给予麻醉药?

将鼠、豚鼠、兔、猫的背部皮肤提起,注射针刺入皮下,缓慢注入麻醉药。拔针时可用手指轻压注射部位,以防药液外漏。也可在大腿内侧等皮下脂肪少的部位进行皮下注射,鸽子常选翼下部位注射。

(18) 如何淋巴囊注射给予麻醉药?

常用于蛙、蟾蜍的麻醉。一手持蛙,另一手持注射器刺入尾骨两侧皮下淋巴囊,缓缓注射。也可将针头刺入口腔黏膜,通过下颌肌层进入胸部淋巴囊注射。

(19) 如何判断动物麻醉深度?

不管在什么情况下,过深的麻醉会导致动物死亡,过浅又不能获得满意的效果,所以在麻醉时,速度应当缓慢注射,同时观察动物的紧张度、角膜反射和对皮肤夹捏的反应。当这些活动明显减弱或消失时,应立即停止注射。呼吸深度和频率的改变同样也是观察麻醉深度的指标。最佳麻醉深度的指标应该是:皮肤夹捏反应消失,头颈及四肢肌肉松弛,呼吸深慢而平稳,瞳孔缩小,角膜反射消失等。

(20) 如何按体表面积换算麻醉药的量?

观察和研究一个药物的作用时,动物以多大剂量给药是一个重要问题。在实验中经常遇到药量的换算,给多大剂量才合适;应配成多大浓度的药液;每次应给多少毫升;人与动物或动物与动物之间如何换算剂量等。人和动物按体表面积折算的等效剂量比值见表5-2。

表5-2　人和动物按体表面积折算的等效剂量比值表

	小鼠 (20g)	大鼠 (200g)	豚鼠 (400g)	家兔 (1.5kg)	猫 (2.0kg)	犬 (12kg)	人 (70kg)
小鼠 (20g)	1.0	7.0	12.25	27.8	29.7	124.2	387.9
大鼠 (200g)	0.14	1.0	1.74	3.9	4.2	17.8	56.0
豚鼠 (400g)	0.08	0.57	1.0	2.23	2.4	4.2	31.5
家兔 (1.5kg)	0.04	0.25	0.44	1.0	1.08	4.5	14.2

续表

	小鼠 (20g)	大鼠 (200g)	豚鼠 (400g)	家兔 (1.5kg)	猫 (2.0kg)	犬 (12kg)	人 (70kg)
猫（2.0kg）	0.03	0.23	0.41	0.92	1.0	4.1	13.0
犬（12kg）	0.008	0.06	0.10	0.22	0.23	1.0	8.1
人（70kg）	0.0026	0.018	0.031	0.07	0.078	0.82	1.0

（21）如何按公斤体重换算麻醉药的剂量？

动物与人体之间每公斤体重剂量折算系数见表5-3。

表5-3 动物与人体之间每公斤体重剂量折算系数表

折算系数 W		A 种动物或人						
		小鼠 20g	大鼠 200g	豚鼠 400g	家兔 1.5kg	猫 2.0kg	犬 12kg	人 70kg
B 种 动物 或人	小鼠（20g）	1.0	1.4	1.6	2.7	3.2	4.8	9.01
	大鼠（200g）	0.7	1.0	1.14	1.88	2.3	3.6	6.25
	豚鼠（400g）	0.61	0.87	1.0	1.65	2.05	3.0	5.55
	家兔（1.5kg）	0.37	0.52	0.6	1.0	1.23	1.76	2.30
	猫（2.0kg）	0.30	0.42	0.48	0.81	1.0	1.44	2.70
	犬（12kg）	0.21	0.28	0.34	0.56	0.68	1.0	1.88
	人（70kg）	0.11	0.16	0.18	0.304	0.371	0.531	1.0

已知 A 种动物每公斤体重用药量，欲估算 B 种动物每公斤体重用药量时，查表找出折算系数（W），再按下式计算：

B 种动物的药量（mg/kg）＝ W × A 种动物的药量（mg/kg）

例如，已知某药对小鼠的最大耐受量为20mg/kg（20g 小鼠用0.4mg），需折算为家兔用药量。查 A 种动物为小鼠，B 种动物为家兔，交叉点为折算系数 W = 0.37，故家兔用药量为 0.37 × 20mg/kg = 7.4mg/kg，1.5kg 家兔用药量为 7.4mg/kg × 1.5kg = 11.1mg。

7. 实验动物的采血

（1）小、大鼠的采血法方法有哪些？各是如何进行的？

①颈静脉或颈动脉取血：将麻醉的小鼠或大鼠仰卧位固定于鼠板上，作颈动脉或颈静脉分离手术，当动脉、静脉暴露后，血管下各穿一根丝线，提起血管，将注射针沿血管平行方向朝向心端刺入血管抽取所需血量。小鼠20g 体重可取血0.6ml 左右，大鼠300g 体重可取血8ml 左右。

②股静脉或股动脉取血：小鼠和大鼠麻醉固定方法同上，进行一侧腹股沟动、静脉分离手术，血管下分别穿一根丝线，左手提起血管，右手持注射器将针平行刺入血管内取血。

③心脏取血：小鼠或大鼠仰卧固定鼠板上，在左胸侧第3、4 肋间，用左手示指触

摸到心博动处，右手持注射器垂直刺入心脏，抽取所需血量。

④眼眶动、静脉取血：用左手拇指、示指抓紧鼠的耳背部皮肤使其将眼球突出充血后，用纹式镊迅速摘去眼球，血液从眼眶内很快流出。此法因动物取血后死亡，故只宜使用一次。

⑤断头取血：小鼠断头时，左手抓鼠，右手持剪刀于颈部迅速剪掉鼠头，立即将鼠颈向下，血液即可流入已准备好的容器中。大鼠断头时，实验者应带棉手套，左手抓大鼠，右手用木棍打晕，用剪刀迅速剪掉鼠头，即可取血。

（2）豚鼠的采血法方法有哪些？各是如何进行的？

①心脏取血：仰卧位固定豚鼠，左手示指触摸心脏搏动处，与胸骨左缘第 4~6 肋间插入注射器刺入心脏，血液随心脏跳动而进入注射器内。采血量可达 15~20ml。

②背中足静脉取血：一人固定豚鼠，另一人以酒精消毒一侧后肢膝关节足背面，找出背中足静脉后，左手拉住豚鼠趾端，右手持注射器刺入静脉，拔针后即有血液流出方可取血。采血后用棉球压迫止血。若需反复取血时，两后肢可交替使用。

（3）家兔的采血法方法有哪些？各是如何进行的？

①心脏取血：操作方法类似豚鼠。剪去左胸第 2~4 肋间被毛，用碘酒消毒，然后用 10ml 的注射器安上 7 号针头，在心脏跳动明显处穿刺。当针头刺入心室后即可有血液涌入注射器内，或边穿刺边抽取血液。取到所需血量后，迅速将针头拔出，这样可使心肌上的针孔较易闭合，喂养几天后方可使用再取血。②耳缘静脉取血：将家兔放在固定箱内，用酒精棉球消毒，使其耳廓血液充盈，用粗针头或刀片在血管上切一小口，让血液自然流出，滴入已放有肝素剂的容器中，采血完毕后，用干棉球压住出血口，即可止血。如一时出血不止，可用木夹夹住出血点 10~20min。③颈静脉或颈动脉取血：操作方法与大鼠取血方法相同。此种方法可选用多次反复取血。④股静脉或股动脉取血：先作股静脉或股动脉分离手术，从股静脉向远心方向刺入，徐徐抽动针栓即可取血。股动脉取血，左手拉直动物后肢，右手持注射器，与股动脉搏动明显处将针头刺入，若有鲜血流入注射器，即穿刺成功。抽血完毕后迅速拔出针头，用干棉球压迫止血 2~3min。

（4）猫的采血法有哪些？各是如何进行的？

从前肢皮下静脉或后肢的股静脉取血。若需大量血样时，可从颈静脉取血，方法同家兔取血法。

（5）犬的采血法有哪些？各是如何进行的？

可从前肢皮下静脉、后肢小隐静脉取血，取血方法基本同该部位注射方法。但应注意注射器抽取速度不宜过快，以免针头吸着血管内壁而堵塞血流进入注射器。若取血量较大则可从颈静脉取血，方法与家兔取血法相同。

8. 实验动物的处死

（1）实验动物处死的原则是什么？

实验动物的处死原则是处死时间短，尽量减少实验动物死亡过程中的挣扎和人为损伤，避免处死方法不当而人为造成脏器及细胞形态改变。处死动物的方法依实验目的和动物不同而定。

（2）实验动物常用的处死方法有哪些？各是怎样进行的？

常用的方法如下：①颈椎脱臼法常用于小鼠的处死。用镊子或左手的拇指、示指压住小鼠的头部，右手拉住尾巴，用劲向后一拉，使之颈椎脱臼，瞬间死亡。②打击法常用于小鼠或大鼠的处死。手抓住尾巴并提起，鼠头向下用木棒击打鼠头，致鼠死亡。③断头法：在鼠颈部用剪刀快速将鼠头剪掉，鼠因断头和大出血而死亡。④注射麻醉法是注射戊巴比妥钠麻醉处死。豚鼠可用其麻醉剂量 3 倍以上的量腹腔内注射。猫可用此药麻醉剂量的 2~3 倍量静脉或腹腔内注射。兔用该药 1.5~2ml/kg（50mg/ml）的剂量急速注入耳缘静脉内。狗用本药 100mg/kg 静脉注射。⑤吸入麻醉法是应用过量吸入乙醚麻醉的方法处死。小鼠和大鼠在 20~30s 进入麻醉状态，3~5min 死亡。应用此法处死豚鼠时，其肺和脑可有小出血点，在病理解剖时宜注意。猫亦可用此法处死。⑥大量放血法：鼠可采用眼眶动、静脉大量放血致死。家兔、猫、狗等动物可在麻醉状态下，暴露其颈动脉，用动脉夹夹住动脉，插好动脉插管后，放开动脉夹，轻轻压迫胸部，即可因大量放血致死。⑦二氧化碳吸入法：将待处死动物笼盒放进大塑料袋内，挤出袋中的空气后，将连接在二氧化碳钢瓶上软管的另一端放入袋内，握紧袋口。送入二氧化碳气体，当袋半鼓起时停止送气体，密封袋口，动物吸入二氧化碳后，不经兴奋期，即于 30s 至 30min 内死亡。⑧空气栓塞法：用注射器将空气急速注入动物静脉内，可迅速将动物致死。小鼠可注入 0.3~0.5ml；家兔和猫注入 10~20ml；犬可注入 70~150ml 空气。

（3）实验结束后如何处理动物？

实验结束后，除有些实验根据需要取出有关脏器组织作组织学分析或解剖学观察外，一般应将动物及时处死。以实验室为单位，统一放入塑料袋内，由专人负责集中到指定的处理动物地点进行处理。处理的方式有：①集中焚烧；②实验中应用剧毒药品或有害物质的动物应做特殊处理，如深埋等。动物处死后，及时将动物笼用消毒液进行消毒，防止有其他病毒或传染疾病带入实验室。

9. 急性哺乳类动物实验基本操作技术

（1）实验时给哺乳动物剪毛应注意什么？

动物固定后，应将手术部位被毛剪去。对家兔、猫、犬等多毛动物进行实验时，切开皮肤前必须剪毛。剪毛时应注意：剪毛时可以用手术剪刀或家庭用的粗剪刀，剪毛范围视手术野大小而定，一般应大于切口长度；为避免剪伤皮肤，可一手将皮肤绷紧，另一手持剪刀平贴于皮肤逆着毛的生长方向剪毛；剪下的毛应及时放入盛有水的杯中浸湿，不使毛发飞扬污染环境或吸入人的呼吸道。剪毛后用湿纱布擦干净局部。

（2）实验时如何给哺乳动物施行切口和止血？

施行皮肤切口前，要选定切口部位和范围，必要时做出标志。切口的大小根据实验要求而定。但切口大小应便于手术操作，不且过小或过大。切开皮肤时，手术者左手的拇指和示指绷紧皮肤，右手持手术刀，以适当力度一次切开皮肤和皮下组织，直至肌层。用止血钳夹住皮肤切口边缘暴露手术野，以利于继续分离、结扎等操作。

在手术过程中，应保持手术野清晰，动作不易粗暴防止血肉模糊有碍手术操作和实验观察。因此，不仅应注意避免损伤血管，而且要及时止血。止血的方法视情况而定。①组织渗血，可用温生理盐水纱布压迫、吸收性明胶海绵覆盖或电凝等方法。②较大血管出血，应用止血钳夹住出血点或其周围少许组织后，结扎止血。③骨组织出血，要先擦干创面，再及时用骨蜡填充堵塞止血。④肌组织的血管丰富，因此肌组织出血时，要与肌组织一同结扎。为避免肌组织的出血，分离肌肉时，如果肌纤维走向与切口一致，应钝性分离；如果肌纤维走向与切口不一致，则应采取两端结扎、中间切断的方法。干纱布只用于吸血和压迫止血，不可用于揩擦组织，以免组织损伤和刚形成的血凝块脱落。

（3）如何分离神经、血管？注意事项有哪些？

在电刺激神经干，引导记录神经干放电及各种血管插管时都需要事先将神经血管游离，故神经血管分离技术是机能学实验的基本操作。神经和血管都是易损伤的组织，因此，在分离过程中要细心、轻柔，切不可用带齿的镊子进行剥离，也不允许用止血钳或镊子夹持，以免损坏其结构与机能。分离时还要掌握先神经后血管，先细后粗的原则进行。在分离较粗大的血管和神经时，应先用蚊式止血钳将血管或神经周围的结缔组织稍加分离。然后，用大小适宜的止血钳插入已被分开的结缔组织破口中，沿着血管或神经的走向，逐步扩大，使血管和神经从其周围的结缔组织中分离出来。在剥离细小的神经或血管时，要特别注意保持局部的自然解剖位置，不要把结构关系搞乱。同时需要用眼科镊子或玻璃分针轻轻地进行分离。在分离兔的迷走、交感和减压神经时，只能用玻璃分针在确认的基础上先分离细小的神经，再分离粗大的神经。有时对血管的分支，如需要切断，应采用结扎血管的两端，在中间剪断的方法。

剥离完毕后，在神经或血管的下方穿以浸透生理盐水的丝线（根据需要穿一根或两根），以备刺激提起或结扎之用。然后，盖上一块浸以生理盐水的棉絮或纱布，防止组织干燥，或在创口内滴加适量温热（37℃左右）石蜡油，使神经浸泡其中。

（4）如何进行气管插管术？

在哺乳动物急性实验中，为保证动物呼吸道通畅，一般均须做气管插管术。其意义是保持麻醉后动物呼吸道通畅，便于清除气管内分泌物及连接气体流量计等传感器，以检测呼吸机能。其操作步骤是先用粗剪刀剪去颈前区被毛，于喉头下方作颈前区正中皮肤切口（切口长短因动物大小而异，家兔一般5cm左右，犬可稍长）。用止血钳纵向分离皮下组织，暴露出左右侧胸骨舌骨肌，再沿其正中纵向钝性分离，暴露出气管。分离气管两侧及其与食管之间的结缔组织，游离气管并在气管下方穿一较粗的丝线。在喉头下2~3cm处的环状软骨上作"⊥"形切口，横切口长度约为气管直径的1/3。然后向肺脏方向插入插管，用事先穿好的线于切口下方做结扎，结扎线的残端固定于插管分叉处，以防滑脱。气管切开时，如果气管内有较多分泌物或血液，应先清除，再行插管。

插管后，如果动物突然出现呼吸急促，常提示气道不畅，或许因线结扎插管不紧，气管切口有渗血进入气管，血液或血块堵塞气道；或许因气管插管开口被组织堵塞。应酌情及时清除。

（5）为什么要进行血管插管术？

为进行动、静脉血压和血流量观察，以及抽取血液或静脉给药等操作，常须进行血管插管术。分为动脉插管和静脉插管，前者常取颈总动脉、股动脉，后者常取股静脉、踝静脉。

（6）怎样进行颈总动脉插管术？

颈前部切开 2cm 皮肤，分离皮下组织，气管插管后，分离颈部血管和神经；用左手拇、示指捏住一侧切口的皮肤和肌肉稍向外翻，其余手指从皮肤外面略向上顶，便可暴露出与气管平行的血管神经束，束内有靠前的颈总动脉和紧贴在后侧的迷走神经、交感神经和减压神经。用玻璃分针沿血管神经走向轻轻分开包膜束，就可见到三条平行排列的神经：迷走神经最粗，较明亮；交感神经较细，光泽较暗；减压神经最细，多位于前两者之间，且常紧挨交感神经并行。

动脉插管前，应先选择，检查插管前端的管径粗细是否合适，管口是否光滑无刺毛糙。并观察有没有充灌抗凝剂，以及有无气泡。

动脉插管时，可以选用拨离颈总动脉插管及细塑料管，在总颈动脉下面穿两根细线。先用一根备用丝线结扎颈总动脉的离心端，在结扎处下方 2～3cm 处用动脉夹夹闭其向心端，另一根备用丝线置于上线结与动脉夹之间。确定动脉剪切位置（切口应尽量靠近离心端的线结处，以备万一插管失败可再剪切口向向心端移位再插）。将小指或刀柄置于动脉下方，用眼科剪作一向心脏方向的 45°斜剪口（注意不要剪断动脉，约剪开动脉管径的 1/2），将动脉插管向心脏方向插入血管内（如插管不太顺利，可用探针或用眼科镊子夹持剪口管壁以利插入），用备用丝线将插管结扎牢，扎线残端固定于玻璃插管的侧管上以防插管脱落。插管结束时要保持插管与血管之间平行，不扭曲，并用胶布或线在适当部位上固定好位置。

（7）颈总动脉插管应注意什么？

①颈总动脉剪口不宜过大或过小，过小时导管不易插入，过大时易使颈总动脉插断。如不小心将颈总动脉插断，可将剪口处结扎，再向心脏端分离一段颈总动脉，重新剪口插管。②动脉导管顶部要光滑，不能太尖，以防刺破动脉壁，引起大出血。如刺破动脉壁，应立即用动脉夹夹闭颈总动脉心脏端，再重新分离一段颈总动脉，重新插管，必要时改插对侧颈总动脉。③导管内肝素浓度不宜过低，以防导管内凝血。如已出现凝血，可通过三通管向颈总动脉注入肝素生理盐水，冲出血凝块，必要时拔出导管，清除凝血块，冲洗后再重新插管。

（8）怎样进行兔、大白鼠颈外静脉插管？

颈外静脉位于颈部左、右两侧皮下，颈外静脉插管可以建立一个通道，用以给动物注射药物，快速输液，采取静脉血样，也可用以检测中央静脉压，特别适合于大鼠和豚鼠等表浅静脉注射困难的动物。实验器材与"动脉插管"相似。①如前述麻醉、固定动物，并进行气管插管。术者用左手拇、示指捏起颈部切口皮肤，向外侧牵拉（但不可捏住肌肉），中指和环指从外面将颈外侧皮肤向腹侧轻推，使其稍微外翻，右手用玻璃分针将颈部肌群推向内侧，即可在胸锁乳突肌外缘处清晰见到附着于皮下、粗而明显的颈外静脉（紫蓝色，较粗）。用玻璃分针或蚊式止血钳钝性分离颈外静脉周围的结缔组织，游离颈外静脉 2 ~ 3cm，在其下方穿两根丝线备用。②用动脉夹夹闭颈外静脉游离一段近心端，待血管充盈后用一根丝线结扎其远心端。术者左手提起结扎线，右手用眼科剪在颈外静脉靠近结扎处以 45°角剪一 V 形小口，然后将充满生理盐水的静脉导管向心脏方向插入颈外静脉约 2cm（如检测中央静脉压，则宜插至上腔静脉），用另一根丝线将静脉与导管结扎并固定，以防导管滑落。然后放开动脉夹。

（9）颈外静脉插管时应注意什么？

①颈外静脉与皮肤粘连较紧密，分离时应仔细、耐心，以防撕裂血管。②导管顶部不宜过尖，以防刺破血管壁。

（10）怎样进行兔、大白鼠股动脉和股静脉插管？

股动脉、股静脉插管也是机能学实验的基本技术之一。由于颈总动脉插管时会不可避免地影响压力化学感受性反射，而股动脉插管无此缺陷，故有人主张用股动脉插管完成动脉血压检测、放血、采取动脉血样等操作。股动脉和股静脉插管所需器材与颈总动脉相似，但导管直径应适合于股动脉和股静脉。

将动物麻醉、固定、剪去腹股沟部位被毛。术者先用手指感触股动脉搏动，以明确股部血管的位置，然后沿血管走行方向切开皮肤 4 ~ 5cm。用蚊式止血钳不断分离，顺血管走行方向钝性分离筋膜和肌肉，显露股血管和股神经。一般股动脉在背外侧，可被股静脉掩盖，粉红色，壁较厚，有搏动；股静脉在股动脉腹内侧，紫蓝色，壁较薄，较粗；股神经位于股动脉背外侧。用玻璃分针顺血管方向轻轻划开神经、血管鞘和血管之间结缔组织，游离股动脉和股静脉 2 ~ 2.5cm，在其下方穿过两根丝线备用。然后从颈总动脉和颈外静脉插管插入导管，则要固定，以防导管滑脱。

（11）股动脉和股静脉插管应注意什么？

①腹股沟区股动脉段常有分支，如分离遇较大阻力，应注意是否有分支，不可盲目用力，以防撕裂血管引起出血。遇到分支时，不必处理，可继续分离下段血管。②股静脉壁薄，且该段股静脉纵向张力较大，弹性小，容易撕裂出血，故分离时一定要仔细、耐心、轻柔，以防出血。③插管前一定检查导管顶部是否光滑，是否过尖，过尖时虽易于插入，但插入时或插入后易刺破血管壁，引起插管失败。因股动脉和股静脉可分离段较短，再分离，再插管较为困难，故一次成功插管十分重要。

（12）如何进行输尿管及膀胱插管术？

①输尿管插管术：输尿管插管是泌尿功能实验的基本技术。于耻骨联合上方，沿正中线向上作 4cm 长的皮肤切口，再沿腹白线切开腹腔，暴露膀胱。将膀胱移出腹腔

并向下翻转，在膀胱下方放置一温生理盐水的纱布（若膀胱充盈过度妨碍操作时，可用粗针头的注射器抽取尿液），暴露出膀胱三角，仔细辨认输尿管（注意区别横向走行、细而弯曲的输精管），用玻璃分针轻轻将输尿管与其周围组织分离，避免出血。在游离的输尿管下穿两根丝线，一根于输尿管近膀胱端结扎，另一根打松结备用。在结扎处稍上方用眼科剪作一 45°斜剪口，将充满生理盐水（最好用肝素与生理盐水混合液，以防发生凝血堵塞插管）的细塑料插管向肾脏方向插入输尿管内，用备用丝线结扎固定，以防脱落。立即松开夹闭塑料导管开口的血管钳，稍等片刻，可见尿液由导管慢慢间断地流出。

②膀胱插管术：在耻骨联合前方，沿正中线上作 2～3cm 的皮肤切口，沿腹白线切开腹壁，将膀胱移出体外。用注射器将膀胱内尿液抽尽，在膀胱顶部用连续缝合方法做一个荷包缝合（即在膀胱肌层做一直径 1.0～1.5cm 大小的连续圆形缝合），在缝线中心作一个与插管口径相同大小的切口，将膀胱插管（或漏斗）插入膀胱内，收紧缝线，关闭膀胱切口，形成荷包状。尿道插入 6～8cm，插入膀胱后尿液会自行流出。然后固定导尿管，以防滑脱。

（13）输尿管插管时应注意什么？

①应注意塑料导管与输尿管要处于平行位置，避免扭曲，以免妨碍尿液流出。②要注意保温，腹部切口处应覆盖温热生理盐水纱布，以防输尿管痉挛，妨碍尿液流出。③若插管后长时间不见尿液外流，应注意检查塑料导管有无插入管壁肌层与黏膜之间，以及导管前端开口有无被血凝块阻塞等现象。

（14）膀胱插管时应注意什么？

①手术前让动物食用青菜，以增加基础尿量。②手术后用盐水纱布覆盖手术部位，以防水分过多丢失。

（15）如何进行兔、猫胆总管、胰管插管术？

胆总管插管和胰管插管用以记录胆汁、胰液流量，观察流量、成分，检测神经、体液和药物对胆汁、胰液分泌的影响，是消化系统机能实验的常用技术。实验器材与"气管插管"相似，增加墨菲管、胆总管和胰管导管。

将动物麻醉、仰卧位固定、气管插管，剪去上腹部被毛，在上腹部正中线切开皮肤约 10cm，显露腹白线。术者和助手各用止血钳夹持腹白线两侧组织，提起腹壁，术者用组织剪沿腹白线剪开腹壁约 0.5cm，进入腹腔，在看准腹腔内脏的条件下，向上和向下剪开腹白线至皮肤切口长度。以胃幽门为标志找到十二指肠，将十二指肠向尾侧翻转，可见到其后壁上略呈红黄色的 Oddi 括约肌，以此为标记找到胆总管。用玻璃分针仔细分离胆总管周围的结缔组织，游离胆总管 2～3cm，并在其下方穿过两根丝线备用。用一根丝线结扎胆总管十二指肠端，术者左手提结扎线，右手用眼科剪在近结扎线处剪开胆总管（为胆总管直径的 1/3～1/2）。将适当粗细（相当于颈总动脉插管）的玻璃导管（最好弯成直角，每侧长 2～3cm，一端插入胆总管，另一端连于软质塑胶管）插入胆总管 2～3cm，并结扎固定。在胃前壁作一荷包缝合，在荷包中部剪一小口,将导尿管经小口插入胃腔,并在手的引导下继续插入至十二指肠。将胆总管插管连于墨菲管上部,记录胆汁滴数,墨菲管下部与导尿管相连接,将流出的胆汁计滴后再引流至十二指肠,以防胆汁丢失。此种胆总管插管适于记录胆汁流量。如果要测定胆总管内压,也可在肝叶部位分离一根肝叶胆管,由该部位将导管插入胆总管。

胰管插管与胆总管插管方法相似,切开腹腔后将动物肝脏向右上推移,以十二指肠为标志找到胰腺。将胰腺向上翻转,显露胰腺背侧的胰管,用玻璃分针仔细分离胰管,并注意不要伤及周围血管和胰腺组织。用上述同样方法插入胰腺导管,但胰管较细、短,插入不宜过深。

(16)胆总管和胰管插管时应注意什么?

①兔胆总管和胰管壁薄,宜用玻璃分针仔细分离。②分离胰管应尽量少伤及胰腺组织,胰管插管不宜过深。③插管时和插管后应防止导管扭曲,以便引流通畅。

(17)怎样进行兔左心室插管术?

左心室插管用以检测多种心室功能参数,包括左心室舒张压、左心室收缩压、左心室内压最大上升速率、左心室内压最大下降速率等,借以观察神经及体液因素、药物及多种病理因素对心室功能的影响,是心脏机能实验基本技术之一。左心室插管所用器材与"气管插管"相似,增加软硬度和直径适当的心室导管(必要时可选用7号或8号导尿管)、三通管、压力传感器、BL—410或其他生物机能实验系统,1%肝素生理盐水。如前述将动物麻醉,仰卧位固定,气管插管,分离右侧颈总动脉,在颈总动脉下方穿过两根丝线备用。用一根丝线结扎颈总动脉远心端,用动脉夹将其近心端夹闭。量出动脉切口至心脏的距离,并在心室导管上做标记,作为导管插入长度的参考。术者左手拇、中指提起结扎线,用示指托起颈总动脉,右手用眼科剪与血管与45°角剪开颈总动脉(为动脉直径的1/3~1/2),将充满肝素生理盐水的心室导管(或8号导尿管)向心脏方向插入颈总动脉(必要时可先在颈总动脉插入1cm长的硬质套管,经套管挺入心室导管),并用另一丝线打一活结,以防出血。然后去掉动脉夹,术者左手轻捏颈总动脉插入部位,右手将导管继续插入,同时通过三通管接通颈总动脉与压力传感器,在监视器上观察血压波形和读数。当插管至主动脉瓣时,手中可有搏动感,如继续插入阻力较大,切勿硬插,可稍退并旋转导管,将导管抬高,继续插入,如此反复数次,可在主动脉瓣开放时将导管插入心室。如用7号或8号导尿管,则没有搏动感。导管插入心室后,血压波动明显加大,并出现左心室血压特征性波形,随后结扎颈总动脉并固定导管,以防滑脱。

(18)左心室插管时应注意什么?

①如选用塑料管做心脏导管,导管口径不宜过粗,不能有尖,以防刺破血管。②插入导管接近预定长度时应密切观察血压波形。③插管时应耐心,遇阻力决不可硬性插入,否则很容易误插入心包。

(19)如何进行开颅术?

在观察与研究中枢神经系统某些功能特征,如皮层机能定位、皮层诱发电位、神经元单位放电等，往往需要打开颅骨，以便安置或埋藏各种电极、导管。颅骨开口的大小根据各实验要求而定。各种哺乳动物的开颅术的基本方法类同，现以家兔为例介绍其方法步骤及注意事项。

将家兔麻醉，行气管插管术（慢性实验除外），固定兔头于脑立体定位上，剪除头顶部兔毛，沿矢状缝切开头皮，分离皮下组织及肌肉，钝性分离骨膜，暴露前囟、人字缝及矢状缝。在前囟中心和人字缝尖作标记，根据实验要求确定开颅（钻孔）位置。

先在确定的开颅位置中心钻一小孔，调节好颅骨钻钻头的钻进深度，将钻头中心轴插入小孔内，使钻头与颅骨垂直，旋转钻头并稍用力下压骨钻，钻至内髓板时常有落空感，此时应减少钻进力度，旋转至较明显落空感时，则可找开颅骨。颅骨钻进深度应视骨壁厚度而异，一般家兔 2~3mm 厚。用颅骨钻开孔时，要注意钻进力度的掌握，尤其在快速钻透颅骨时，以免损伤硬脑膜及脑组织。

实验需要扩大颅骨开口时，可用咬骨钳一点一点地咬除颅骨。咬骨时不可贪多贪快，更不可撕扯颅骨，以防骨髓板内出血和损伤硬脑膜、脑组织。咬除矢状静脉窦处的颅骨时，注意勿损伤静脉窦，以防出血难止。除大面积咬除颅骨外，应注意保留前囟、人字缝等骨性标志。

实验要求剪除硬脑膜时，可用弯缝针尖挑起硬脑膜，用眼科剪小心剪开。剪开硬脑膜时，要注意勿伤及皮层小血管，否则不仅难于止血，而且影响皮层脑组织的兴奋性；还要注意禁忌损伤静脉窦，以免妨碍实验的顺利进行。

（20）如何寻找、使用和保护家兔耳缘静脉？

家兔耳缘静脉位于兔耳背部内侧缘（中央的血管为动脉）。表浅易寻，容易固定，血管较长且直，所以是家兔实验中最常用的穿刺静脉。为使耳缘静脉充盈，便于观察和穿刺，可采取去除静脉分布区绒毛，手指轻轻弹击或用酒精棉球擦拭该处皮肤以刺激静脉，手指捏住或用动脉夹夹闭静脉向心端等方法使之充盈。

有些实验需多次给药，保护该静脉尤为重要。保护该静脉的方法有：①穿刺部位的利用，应由远至近进行穿刺，即由该静脉的离心端开始，切忌从其根部（向心端）开始穿刺。②将穿刺针头留置于静脉内，减少穿刺次数。可采取下述两种方法，一是于留置针头内推注一点肝素或持续、缓慢、少量滴注生理盐水，以防针头被堵；二是制作重复给药的穿刺针头，即将七号针头内置于一针芯，针芯后部用胶布缠绕针柄，针芯长度稍长于针头。将该穿刺针留置于静脉内，于每次给药后将针芯插入即可防针头被堵。

（21）为什么要进行实验动物取血技术？

血液常被比喻为观察内环境的窗口，在需要检测内环境变化的机能实验中常需要采取血液样本。急性动物实验中，可通过血管插管取血；慢性动物实验中，既要取血又要保持动物功能时，应根据实验动物大小、解剖和体型差异，以及采取血样的不同，采取不同的取血方法。

（22）家兔常用取血的部位有哪些？如何掌握家兔取血技术？

①耳中央动脉取血：将家兔置于兔固定箱或由助手固定动物，剪去相应部位被毛，用手轻弹或用酒精涂擦耳中央动脉部位，使其充分扩张，用注射器刺入耳中央动脉抽取动脉血样，一次性取血时也可用刀片切一小口，让血液自然流出，收取血样。取血后用棉球压迫局部以止血。②股动脉取血：将家兔仰卧位固定。术者左手以动脉搏动为标志，确定穿刺部位，右手将注射器针头刺入股动脉，如流出血液为鲜红色，表示穿刺成功，应迅速抽血、拔出针头、压迫止血。③耳缘静脉取血：耳缘静脉可供采取少量静脉血样，方法与前述耳缘静脉注射给药相似。④心脏穿刺取血：将家兔仰卧固定，剪去心前区被毛，用碘酒消毒。术者用装有 7 号针头的注射器，在胸骨左缘第 3 肋间或在心脏搏动最显著部位刺入心脏，刺入心脏后血液一般可自动流入注射器，或者边刺入边抽吸。抽血后迅速拔出针头。心脏取血可获得较大量的血样。

（23）大、小白鼠取血的部位有哪些？如何掌握鼠类取血技术？

①断尾取血：固定鼠，露出尾部，用二甲苯擦拭尾部皮肤或将鼠尾浸于 45～50℃的热水中数分钟，使其血管充分扩张，擦干后剪去尾尖数毫米，血液会自行流出，也可从尾根向尾尖轻轻挤压，以促进血液流出。取血后用棉球压迫出血。该方法取血量较少。②眼球后静脉丛取血：术者用左手抓持鼠，拇、中指自背侧稍用力捏住头颈部皮肤，阻断静脉回流，示指压迫鼠头部以固定，右手将毛细吸管自内眦插入，并沿眼眶壁向眼底方向旋转插进，直至有静脉血自动流入毛细吸管，取得所需血样后，拔出吸管。③心脏取血：适用于取血量较大的实验，方法与家兔心脏取血相似，但所用针头可稍短。

（24）狗取血的部位有哪些？如何掌握狗取血技术？

一般采用前肢静脉取血，方法同静脉注射给药。注：需要抗凝血时，应事先在注射器或毛细管内加入适量抗凝剂，如草酸钾、肝素等，均匀浸润注射器或毛细管内壁，烘干后备用。

10. 常用动物在实验过程中出现意外的处理 动物实验意外是指动物实验中发生的，实验者事先未曾预料到的，而且事关实验成败的动物紧急情况。常见动物实验意外如下。

（1）动物麻醉过深怎么办？

麻醉过深是由于麻醉剂注射速度过快或剂量过大引起动物生命中枢麻痹、呼吸缓慢且不规则，甚至呼吸、心跳停止的紧急情况，是机能实验中较常见的意外之一。

麻醉过度一旦发生，应尽快抢救。方法是：如呼吸极度减慢或停止，而心跳仍然存在，应尽快实行人工呼吸。对家兔和大白鼠，可用双手抓握动物胸腹部，使其呼气，然后快速放开，使其吸气，频率约每秒一次；也可同时夹捏动物肢体末端部位，促进呼吸恢复。如果呼吸停止是由于给药速度太快造成的，且注入量未达到计算剂量，一般上述方法可很快使动物恢复呼吸。如果给药量已达到或超过计算剂量，应人工呼吸并同时静脉注射尼克刹米（50mg/kg）以兴奋呼吸中枢。如果动物心跳已停止，在人工呼吸的同时，还应做心脏按压，心脏按压的方法（以家兔为例）是用拇指、示指、中指挤压心脏部位，有时可由于机械刺激或挤压使心脏复跳。抢救开始的时间距离呼吸、心跳停止时间越近，抢救成功的机会越大，故及时发现是很重要的，而预防是最重要的。

（2）怎么处理大出血？

大出血是机能学实验中的另一紧急情况。手术过程中发生大出血的原因一般是血管分离时撕裂大血管或手术操作不当损伤附近大血管。手术后的实验过程中发生大出血多半由于血管插管滑脱、血管插管过尖刺破血管壁引起，也可能由于手术过程中止血不彻底，动物全身肝素化后引起再次出血。

实验动物大出血的预防是最重要的，其次才是尽快止血。防止手术大出血的方法是：手术前要熟悉手术部位的解剖结构，以防误伤大血管。分离血管时要仔细、耐心，分离时如遇阻力应仔细检查有无血管分支，特别是手术野背侧的分支。分离伴行的动、静脉时（如股动、静脉，肾动、静脉），最好用顶端圆滑的玻璃分针分离。颈部手术时大出血最常见的原因是误伤颈根部位的颈总动脉和颈外静脉。正确方法是：在暴露气管前，切开皮肤、分离浅筋膜和肌肉时均应在正中线操作，具体操作是先让皮肤、浅筋膜处于自然位置（即不受任何牵拉时的位置），找到正中线，切开、分离。因为颈部大血管均位于正中线两侧，且越靠近颈根部，越向中线靠近。大出血的处理方法是尽快用纱布压迫出血部位并吸去创面血液，然后去除纱布，找到出血部位，用止血钳夹住出血血管及周围少量组织，用丝线结扎出血点。颈部大出血的第二位原因是颈总动脉插管结扎不紧造成漏血、插管滑脱和插管刺破血管壁出血，处理方法是重新结扎，或止血后重新插管。颈部大出血时出血迅速，但止血也相对容易，止血后一般仍能进行动物实验，故处理时不要惊慌，不要盲目用止血钳乱夹，应按照操作规程止血、处理。股动脉、股静脉手术大出血的原因大部分是分离股动脉时未注意分支，造成分支断裂或操作粗暴引起股动脉撕裂引起，少部分是分离股动、静脉引起股静脉撕裂。出血发生后的处理应据情况而定，如股动、静脉出血发生在较远端，可将出血部位暂时压迫止血，继续向近心端分离一段血管，然后按前述方法插入血管插管，让原出血点位于远端结扎线与血管插管之间，即可达到止血目的。如出血发生在近心端，插管已不可能，宜用止血钳夹住出血部位，结扎止血后，于对侧肢体分离血管。其余部位出血的处理与上述方法大致相似。

（3）何谓窒息？怎样处理动物窒息？

窒息是指动物严重缺氧并伴有二氧化碳蓄积的紧急情况。窒息也是机能学实验的常见意外之一。实验动物窒息主要是由于呼吸道阻塞引起，表现为发绀、呼吸极度困难，呼吸频率减慢，如能早期发现并及时处理，一般不会造成严重后果。窒息往往被实验者忽视，甚至呼吸停止后仍未被发现，最终导致实验失败。

在慢性动物实验的早期手术时，由于麻醉后动物咽部肌肉松弛，且不做气管插管，动物常有一定程度的呼吸不畅，严重时可造成窒息，此时将动物舌头向一侧拉出，多可缓解。在急性动物实验中，实验动物窒息大部分由于气管插管扭曲和气管分泌物过多，阻塞气道。气管插管扭曲多见于插入端有斜面的金属插管或玻璃插管，其斜面贴于气管壁，造成气道阻塞，这时将气管插管旋转180°，即可缓解。气管分泌物过多造成气道阻塞时常伴有痰鸣音，易于判断，可通过气管插管将一细塑料管插入气管，用注射器将分泌物吸出，必要时可拔出气管插管，吸出分泌物后再重新插入。

（4）实验结束后为什么要处死动物？采取何种方法？

急性动物实验结束后，一般应将动物及时处死，以避免动物继续忍受痛苦。处死动物的原则是使动物迅速死亡。

狗和猫、兔子常用处死方法是：用注射器向静脉或心脏内注入大量空气，造成广泛空气栓塞，动物立即痉挛、死亡；也可结扎其气管，使其迅速窒息死亡。大白鼠和豚鼠，除上述处死方法外，也可倒提起动物，用木棒用力敲击其后脑致死。小白鼠处死方法较为简单，可用左手拇指、示指捏住头部，右手抓住尾部（或身体）用力后拉，即可使其颈椎脱臼致死。

第四篇

人体解剖生理学习题

第六章 绪论习题

参考答案

◇A1 型题

1. 关于解剖学姿势，下列描述不正确的是（ ）
   A. 身体直立   B. 两眼平视正前方   C. 手背和足尖向前
   D. 手掌和足尖朝前   E. 上肢下垂于躯干两侧

2. 更靠近人体正中矢状面的方位称为（ ）
   A. 前   B. 内   C. 内侧
   D. 近侧   E. 上

3. 在上肢，与内侧相同的方位术语又称（ ）
   A. 桡侧   B. 胫侧   C. 尺侧
   D. 腓侧   E. 远侧

4. 在下肢，与外侧相同的方位术语又称（ ）
   A. 桡侧   B. 胫侧   C. 尺侧
   D. 腓侧   E. 近侧

5. 将人体分为左右对称两部分的面为（ ）
   A. 矢状面   B. 冠状面   C. 水平面
   D. 额状面   E. 正中矢状面

6. 近代人体解剖学的创建人是（ ）
   A. 希波克拉底   B. 亚里士多德   C. 盖仑
   D. 维萨里   E. 达·芬奇

◇B1 型题

（1~4 题共用备选答案）
   A. 系统解剖学   B. 局部解剖学   C. 断层解剖学
   D. X 线解剖学   E. 微体解剖学

1. 按照人体各功能系统描述各器官位置及形态结构的科学是（ ）
2. 按人体结构的部位，由浅入深研究各局部组成结构的形态及位置毗邻关系的科学是（ ）
3. 研究人体不同层面上各器官的形态结构、位置毗邻关系的科学是（ ）
4. 以显微镜等作为主要手段观察研究正常人体微细结构的科学是（ ）

（5~8 题共用备选答案）
   A. 器官   B. 系统   C. 细胞
   D. 组织   E. 细胞间质

5. 构成人体的基本结构和功能单位是（　　）

6. 由细胞通过细胞间质构成的是（　　）

7. 由不同组织构成，具有一定形态和功能的结构是（　　）

8. 由彼此相互关联的器官共同构成的结构是（　　）

（9~12 题共用备选答案）

    A. 内　　　　　　　　　B. 内侧　　　　　　　　C. 浅

    D. 深　　　　　　　　　E. 近侧

9. 距人体正中矢状面较近的方位术语是（　　）

10. 距空腔较近的方位术语是（　　）

11. 距四肢根部较近的方位术语是（　　）

12. 距皮肤较近的方位术语是（　　）

（13~16 题共用备选答案）

    A. 正中矢状面　　　　　B. 额状面　　　　　　　C. 水平面

    D. 垂直面　　　　　　　E. 垂直轴

13. 垂直于水平面，上下穿过人体的线是（　　）

14. 平行于地平面，将人体分成上下两部分的面是（　　）

15. 垂直于水平面，将人体分成前后两部分的面是（　　）

16. 垂直于水平面，将人体分成左右对称两部分的面是（　　）

◇ X 型题

1. 属于解剖学分支学科的是（　　）

    A. 外科解剖学　　　　　B. 临床应用解剖学　　　C. 艺术解剖学

    D. 运动解剖学　　　　　E. 体表解剖学

2. 人体的基本组织有（　　）

    A. 结缔组织　　　　　　B. 肌组织　　　　　　　C. 上皮组织

    D. 神经组织　　　　　　E. 骨组织

3. 描述与人体正中矢状面相对位置关系的方位术语有（　　）

    A. 内　　　　　　　　　B. 外　　　　　　　　　C. 内侧

    D. 外侧　　　　　　　　E. 近侧

4. 描述空腔器官离空腔远近关系的方位术语有（　　）

    A. 内　　　　　　　　　B. 外　　　　　　　　　C. 内侧

    D. 外侧　　　　　　　　E. 远侧

5. 属于人体主要系统的是（　　）

    A. 运动系统　　　　　　B. 消化系统　　　　　　C. 生殖系统

    D. 内分泌系统　　　　　E. 神经系统

6. 关于解剖学姿势，正确的是（　　）

    A. 身体直立　　　　　　B. 两眼平视正前方　　　C. 手掌和足尖朝前

D. 上肢下垂于躯干两侧　　E. 下肢并拢

◇ 名词解释

1. 系统解剖学
2. 组织
3. 器官
4. 系统
5. 人体解剖学姿势
6. 正中矢状面

◇ 简答题

1. 简述人体解剖学的分类。
2. 学习解剖学，应注意哪些问题？
3. 器官在相互比较时，如何确定位置关系？

第七章 细胞及基本组织习题

参考答案

第一节 细胞习题

◇**A1 型题**

1. 关于细胞膜结构和功能的叙述，错误的是（　）

　　A. 细胞膜是一个具有特殊结构和功能的半透性膜

　　B. 细胞膜的结构是以脂质双分子层为基架，其中镶嵌着具有不同生理功能的蛋白质

　　C. 细胞膜是细胞和其所处环境之间物质交换的必经场所

　　D. 细胞膜是接受细胞外的各种刺激、传递生物信息，进而影响细胞功能活动的必经途径

　　E. 水溶性物质一般能自由通过细胞膜，而脂溶性物质则不能

2. 细胞膜脂质双分子层中镶嵌蛋白质的形式是（　）

　　A. 仅在内表面　　　　　　　　　B. 仅在外表面

　　C. 仅在两层之间　　　　　　　　D. 仅在外表面和内表面

　　E. 靠近膜的内侧面、外侧面、贯穿脂质双分子层三种形式

3. 关于钠泵生理作用的描述，下列错误的是（　）

　　A. 钠泵能逆着浓度差将进入细胞内的 Na^+ 移出胞外

　　B. 钠泵能顺着浓度差使细胞外的 K^+ 移入胞内

　　C. 从膜内移出 Na^+

　　D. 钠泵的活动造成细胞内高 K^+，使许多反应得以进行

　　E. 钠泵的活动可造成细胞两侧的离子势能储备

4. 在一般生理情况下，每分解一个 ATP 分子，钠泵能使（　）

　　A. 2 个 Na^+ 移出膜外，同时有 3 个 K^+ 移入膜内

　　B. 3 个 Na^+ 移出膜外，同时有 2 个 K^+ 移入膜内

　　C. 2 个 Na^+ 移入膜内，同时有 2 个 K^+ 移出膜外

　　D. 3 个 Na^+ 移入膜内，同时有 2 个 K^+ 移出膜外

　　E. 2 个 Na^+ 移入膜内，同时有 3 个 K^+ 移出膜外

5. 按照现代生理学观点，兴奋性为（　）

　　A. 活的组织或细胞对外界刺激发生反应的能力

　　B. 活的组织或细胞对外界刺激发生反应的过程

C. 动作电位

D. 细胞在受刺激时产生动作电位的过程

E. 细胞在受刺激时产生动作电位的能力

6. 通常用作判断组织兴奋性高低的指标是（　）

    A. 阈电位　　　　　　　B. 阈强度　　　　　　　C. 基强度

    D. 刺激强度对时间的变化率 E. 动作电位的幅度

7. 组织兴奋后，处于绝对不应期时，其兴奋性为（　）

    A. 零　　　　　　　　　B. 无限大　　　　　　　C. 大于正常

    D. 小于正常　　　　　　E. 等于正常

8. 刺激阈值指的是（　）

    A. 用最小刺激强度，刚刚引起组织兴奋的最短作用时间

    B. 保持一定的刺激强度不变，能引起组织兴奋的最适作用时间

    C. 保持一定的刺激时间和强度 – 时间变化率不变引起组织发生兴奋的最小刺激强度

    D. 刺激时间不限，能引起组织兴奋的最适刺激强度

    E. 刺激时间不限，能引起组织最大兴奋的最小刺激强度

9. 关于神经纤维的静息电位，下述错误的是（　）

    A. 其是膜外为正、膜内为负的电位

    B. 接近于钾离子的平衡电位

    C. 在不同的细胞其大小可以不同

    D. 其是一个稳定的电位

    E. 相当于钠离子的平衡电位

10. 安静时，细胞膜外正内负的稳定状态称为（　）

    A. 极化　　　　　　　　B. 超极化　　　　　　　C. 反极化

    D. 复极化　　　　　　　E. 去极化

11. 各种可兴奋组织产生兴奋的共同标志是（　）

    A. 肌肉收缩　　　　　　B. 腺体分泌　　　　　　C. 神经冲动

    D. 动作电位　　　　　　E. 局部电位

12. 下列关于神经细胞兴奋传导的叙述，错误的是（　）

    A. 动作电位可沿细胞膜传导到整个细胞

    B. 传导的方式是通过产生局部电流来刺激未兴奋部位，使之也出现动作电位

    C. 动作电位的幅度随传导距离增加而衰减

    D. 传导速度与神经纤维的直径有关

    E. 传导速度与温度有关

13. 关于有髓神经纤维跳跃式传导的叙述，错误的是（　）

    A. 以相邻朗飞结间形成局部电流进行传导

B. 传导速度比无髓神经纤维快得多

C. 双向传导

D. 不衰减传导

E. 离子跨膜移动总数多、耗能多

14. 在骨骼肌兴奋-收缩偶联过程中起关键作用的离子是（　　）

    A. Na^+ B. K^+ C. Ca^{2+}

    D. Cl^- E. Mg^{2+}

15. 以下物质跨膜转运过程中，不需要细胞提供结构和能量支持的是（　　）

    A. CO_2 B. 葡萄糖

    C. 氨基酸   D. 钠离子

16. 粗面内质网的功能是（　　）

    A. 传导兴奋   B. 合成和运输蛋白质

    C. 加工和浓缩蛋白质   D. 合成多糖

17. 神经细胞静息电位是由于（　　）而形成的

    A. Na^+内流   B. Na^+外流

    C. K^+内流   D. K^+外流

18. 判断组织兴奋性高低的最常用指标是（　　）

    A. 阈强度   B. 阈电位

    C. 刺激频率   D. 刺激强度-时间变化率

◇**B1 型题**

（1~5 题共用备选答案）

A. 一连串单收缩   B. 一次单收缩   C. 无收缩反应

D. 不完全强直收缩   E. 完全强直收缩

1. 当连续刺激的时距短于单收缩的收缩期时，肌肉出现（　　）

2. 当连续刺激的时距大于单收缩的时程时，肌肉出现（　　）

3. 肌肉受到一次阈下刺激时，出现（　　）

4. 肌肉受到一次阈上刺激时，出现（　　）

5. 正常体内骨骼肌收缩几乎都属于（　　）

（6~9 题共用备选答案）

    A. 胞吞   B. 入胞

    C. 出胞   D. 胞饮

6. 细胞外物质进入细胞的过程称为（　　）

7. 液体物质进入细胞的过程称为（　　）

8. 固体物质进入细胞的过程称为（　　）

9. 物质排出细胞的过程称为（　　）

◇**X 型题**

1. 属于经通道易化扩散的特点的是（ ）
    A. 高速度　　　　　　　B. 饱和现象　　　　　　C. 有选择性
    D. 竞争性抑制　　　　　E. 通道的开关有一定条件

2. 经载体易化扩散的特点是（ ）
    A. 有饱和性　　　　　　B. 有结构特异性　　　　C. 有电压依赖性
    D. 有竞争性抑制　　　　E. 与膜通道蛋白质有关

3. 关于钠泵的叙述，正确的是（ ）
    A. 是 $Na^+ - K^+$ 依赖式 ATP 酶的蛋白质
    B. 逆着浓度差把细胞内的 Na^+ 移出膜外，同时把细胞外的 K^+ 移入膜内
    C. 细胞膜内高 K^+ 是许多代谢反应进行的必要条件
    D. 维持正常的渗透压
    E. 建立的势能储备是可兴奋组织兴奋性的基础

4. 关于细胞生物电现象的描述，正确的是（ ）
    A. 只要细胞未受刺激、生理条件不变，静息电位将持续存在
    B. 细胞处于静息电位时，膜内电位较膜外电位为负的状态称为膜的极化
    C. 动作电位的大小不随刺激强度和传导距离而改变
    D. 动作电位是一种快速、可逆的电变化
    E. 细胞的跨膜电变化在整体功能活动中无关紧要

5. 兴奋性是指（ ）
    A. 活的组织或细胞对外界刺激发生反应的能力
    B. 活的组织或细胞对外界刺激发生反应的过程
    C. 细胞在受刺激时产生动作电位的能力
    D. 细胞在受刺激时产生动作电位的过程
    E. 动作电位就是兴奋性

◇**名词解释**

1. 兴奋性
2. 静息电位
3. 动作电位
4. 细胞
5. 细胞膜

◇**填空题**

1. 细胞的基本结构由_____、_____和_____三部分组成。

2. 细胞膜的化学成分，主要有_____、_____和_____。

3. 人体和其他生物体的最基本的功能单位是_____。

4. 液态镶嵌模型的基本内容是以液态_____的双分子层为基架，其中镶嵌着具有不同分子结构因而不同生理功能也不同的_____。

5. 钠泵能分解_____使之释放能量，在消耗代谢能的情况下逆着浓度差把细胞内的_____移出膜外，同时把细胞外的_____移入膜内，因而形成和保持了不均衡离子分布。

6. 在刺激的_____以及_____不变的情况下，刚能引起细胞兴奋并产生动作电位的最小刺激强度，称为阈强度。

7. 若每次新的收缩都出现在前次收缩的舒张期过程中，称为_____收缩；若每次新的收缩都出现在前次收缩的收缩期过程中，称为_____收缩。肌肉发生复合收缩时，出现了收缩形式的复合，但引起收缩的_____电位仍是独立存在的。

8. 物质跨膜转运的方式除单纯扩散外，还有_____、_____、_____、和_____等。

第二节　基本组织习题

◇**A1 型题**

1. 具有明显极性的细胞是 （ ）
    A. 上皮细胞　　　　　B. 结缔组织细胞　　　　C. 神经细胞
    D. 肌细胞　　　　　　E. 卵细胞

2. 上皮细胞的功能不包括 （ ）
    A. 保护　　　　　　　B. 营养　　　　　　　　C. 吸收
    D. 分泌　　　　　　　E. 排泄

3. 间皮可见于 （ ）
    A. 肺泡上皮　　　　　B. 腹膜腔表面　　　　　C. 血管内表面
    D. 膀胱内壁　　　　　E. 口腔内壁

4. 假复层纤毛柱状上皮分布于 （ ）
    A. 食道　　　　　　　B. 小肠　　　　　　　　C. 膀胱
    D. 气管　　　　　　　E. 外耳道

5. 单层柱状上皮可见于 （ ）
    A. 胃　　　　　　　　B. 胆囊　　　　　　　　C. 结肠
    D. 子宫　　　　　　　E. 以上所有器官

6. 未角化复层扁平上皮分布在其上的器官是 （ ）
    A. 食管　　　　　　　B. 气管　　　　　　　　C. 胃
    D. 输卵管　　　　　　E. 输尿管

7. 人体内最耐摩擦的上皮组织是 （ ）

A. 单层立方上皮   B. 单层柱状上皮   C. 假复层柱状上皮

D. 复层扁平上皮   E. 变移上皮

8. 成纤维细胞的形态结构是（　　）

   A. 细胞扁平而有突起，胞质嗜碱性，胞核呈车轮状

   B. 细胞扁平而有突起，胞质内有异染性颗粒，胞核呈卵圆形

   C. 细胞扁平而有突起，胞质嗜碱性，胞核呈卵圆形

   D. 细胞呈星形，胞质嗜碱性，多核

   E. 细胞呈梭形，胞质嗜碱性，胞核呈杆状

9. 胞质内含异染性颗粒的是（　　）

   A. 巨噬细胞   B. 浆细胞   C. 肥大细胞

   D. 成纤维细胞   E. 嗜酸性粒细胞

10. 合成和分泌免疫球蛋白的细胞是（　　）

   A. 肥大细胞   B. 浆细胞   C. 巨噬细胞

   D. 嗜酸性粒细胞   E. 成纤维细胞

11. 下面具有嗜银性的纤维是（　　）

   A. 胶原纤维   B. 肌原纤维   C. 网状纤维

   D. 张力原纤维   E. 胶原原纤维

12. 肌节是（　　）

   A. 两条相邻 Z 线之间的一段肌原纤维

   B. 两条相邻 Z 线之间的一段肌纤维

   C. 两条相邻 M 线之间的一段肌原纤维

   D. 两条相邻 M 线之间的一段肌纤维

   E. 两条相邻 H 带之间的一段肌原纤维

13. 骨骼肌纤维的肌膜向胞质内凹陷形成（　　）

   A. 终池   B. 肌浆网   C. 横小管

   D. 纵小管   E. 三联体

14. Z 线位于肌原纤维的（　　）

   A. A 带   B. H 带   C. A 带与 H 带之间

   D. I 带与 H 带之间   E. I 带

15. 肌节的组成是（　　）

   A. I 带 +A 带   B. 1/2 I 带 +A 带 +1/2 I 带

   C. A 带 +I 带   D. 1/2 A 带 +1/2 I 带

   E. 1/2 A 带 +I 带 +1/2 A 带

16. 神经元的轴突内不含有（　　）

   A. 微管   B. 尼氏体   C. 线粒体

   D. 神经丝   E. 微丝

17. 周围神经系统有髓神经纤维的髓鞘形成细胞是 （ ）
    A. 星形胶质细胞　　　　B. 小胶质细胞　　　　C. 少突胶质细胞
    D. 施万细胞　　　　　　E. 卫星细胞

18. 中枢神经系统有髓神经纤维的髓鞘形成细胞是 （ ）
    A. 施万细胞　　　　　　B. 少突胶质细胞　　　C. 小胶质细胞
    D. 室管膜细胞　　　　　E. 星形胶质细胞

19. 具有吞噬能力的细胞是 （ ）
    A. 少突胶质细胞　　　　B. 星形胶质细胞　　　C. 小胶质细胞
    D. 施万细胞　　　　　　E. 卫星细胞

20. 下列是神经胶质细胞的细胞是 （ ）
    A. 卫星细胞　　　　　　B. 嗅细胞　　　　　　C. 味细胞
    D. 纤毛细胞　　　　　　E. 锥体细胞

21. 每条肌原纤维在明带内只有 （ ）
    A. 粗肌丝　　　　　　　B. 细肌丝　　　　　　C. 微丝
    D. 肌丝　　　　　　　　E. 粗丝

22. 心肌的特征性结构是 （ ）
    A. 肌节　　　　　　　　B. 闰盘　　　　　　　C. 横纹
    D. 二联体　　　　　　　E. 三联体

23. 关于心肌纤维的描述，错误的是 （ ）
    A. 呈短柱状，末端分叉
    B. 具有三联体
    C. 一个细胞核，位于细胞中央
    D. 细胞连接处有闰盘
    E. 表面有模纹，但不如骨骼肌明显

◇**B1 型题**

（1~3 题共用备选答案）
    A. 随意肌　　　　　　　B. 非随意肌
1. 骨骼肌是 （ ）
2. 心肌是 （ ）
3. 平滑肌是 （ ）

（4~9 题共用备选答案）
    A. 多种细胞，三种纤维　　　　B. 大量的脂肪细胞，少量纤维
    C. 网状细胞，网状纤维　　　　D. 软骨细胞，丰富的纤维
    E. 血细胞，纤维蛋白原　　　　F. 骨细胞，骨胶原纤维
    G. 细胞少，纤维多

4. 疏松结缔组织的特点是（　）

5. 致密结缔组织的特点是（　）

6. 网状结缔组织的特点是（　）

7. 软骨组织的特点是（　）

8. 骨组织的特点是（　）

9. 血液的特点是（　）

（10～15 题共用备选答案）

    A. 单层扁平上皮　　　　B. 单层立方上皮　　　　C. 单层柱状上皮

    D. 假复层纤毛柱状上皮　E. 复层扁平上皮　　　　F. 变移上皮

10. 主要存在于呼吸道内表面的是（　）

11. 主要衬附于心血管、淋巴管内面的是（　）

12. 主要分布于膀胱、输尿管等处的是（　）

13. 主要分布于甲状腺、肾小管等处的是（　）

14. 食管黏膜的上皮主要属于（　）

15. 主要分布于胃肠道、子宫黏膜等处的是（　）

◇X 型题

1. 以下属于复层上皮的是（　）

    A. 假复层纤毛柱状上皮　　　　B. 角化的复层扁平上皮

    C. 未角化的复层扁平上皮　　　　D. 变移上皮

    E. 生精上皮

2. 以下属于固有结缔组织的是（　）

    A. 疏松结缔组织　　　　B. 血液　　　　C. 致密结缔组织

    D. 脂肪组织　　　　E. 网状组织

3. 上皮组织的特点有（　）

    A. 细胞排列紧密，细胞间质少

    B. 上皮细胞有明显极性，分为游离面和基底面

    C. 再生能力强

    D. 上皮组织没有血管，其营养来自深层的结缔组织

    E. 其他

4. 外分泌腺的结构组成是（　）

    A. 分泌部　　　　B. 导管部　　　　C. 营养部

    D. 代谢部　　　　E. 其他

5. 按神经元释放的神经递质分类，神经元分为（　）

    A. 胆碱能神经元　　　　B. 去甲肾上腺素能神经元

    C. 胺能神经元　　　　D. 传入神经元

　　E. 传出神经元

◇**名词解释**

1. 单位膜

2. 肌节

3. 突触

4. 细胞周期

5. 神经元

6. 闰盘

◇**简答题**

1. 神经组织由哪几种类型的细胞组成，各有何特点？

2. 肌肉组织有哪些种类，各有何功能特点？

第八章 运动系统习题

参考答案

◇**A1 型题**

1. 骨的形态分类不包括 （ ）

    A. 圆骨   B. 长骨   C. 扁骨

    D. 短骨   E. 不规则骨

2. 关于骨构造的描述，错误的是 （ ）

    A. 骨干主要由骨密质构成   B. 骨骺主要由骨松质构成

    C. 骨髓有红骨髓和黄骨髓   D. 骨膜有血管和神经

    E. 骺软骨即指关节软骨

3. 骨的构造包括 （ ）

    A. 骨干和骺   B. 骨板和骨小梁   C. 骨质、骨膜和骨髓

    D. 密质骨和松质骨   E. 内、外板和板障

4. 骨的构造有 （ ）

    A. 骨密质、骨松质和骨膜   B. 骨质、红骨髓和骨膜

    C. 骨密质、骨松质和骨髓   D. 黄骨髓、骨质和骨膜

    E. 骨质、骨膜、骨髓、神经和血管

5. 决定骨的增长的结构是 （ ）

    A. 骨质   B. 骨髓   C. 骺软骨

    D. 关节软骨   E. 骨表面的骨膜

6. 关于骨密质的叙述，错误的是 （ ）

    A. 由成层紧密排列的骨板构成   B. 构成长骨的骨干

    C. 构成颅盖骨内、外板   D. 构成颅盖骨中的板障

    E. 耐压性较大

7. 下列骨松质叙述中，错误的是 （ ）

    A. 由许多板状骨小梁交织排列而成

    B. 位于骺、扁骨和不规则骨的内部

    C. 承受压力和张力的方向一致

    D. 有造血机能

    E. 板障内有板障静脉经过

8. 下列有关红骨髓的描述中，正确的是 （ ）

    A. 成人存在于髓腔内

    B. 不存在于板障内

C. 髂骨、胸骨、椎骨内终生存在

D. 儿期造血，成年期不造血

E. 黄骨髓不能转化为红骨髓

9. 临床上成人经常用于抽取红骨髓的是（　　）

    A. 肱骨   B. 锁骨   C. 胫骨

    D. 肋骨   E. 髂骨

10. 成年后不具有红骨髓的是（　　）

    A. 长骨骺内   B. 扁骨内   C. 短骨内

    D. 板障内   E. 长骨干内

11. 骨密质主要分布于（　　）

    A. 跟骨   B. 髂骨   C. 骺端

    D. 长骨骨干   E. 椎骨

12. 骨伤后能参与修复的结构是（　　）

    A. 骨质   B. 骨髓   C. 骨膜

    D. 骨骺   E. 关节软骨

13. 关于骨膜的叙述，错误的是（　　）

    A. 可分为骨内、外膜两层

    B. 含丰富的血管和神经

    C. 手术中，在骨折端要多多剥离骨膜

    D. 具有产生新骨质和破坏骨质的功能

    E. 由纤维结缔组织构成

14. 下列幼儿骨叙述中，错误的是（　　）

    A. 弹性较大柔软，易变形   B. 有机物质和无机物质各占一半

    C. 有机物质相对少些   D. 在外力作用下不易骨折

    E. 骨折后多为青枝骨折

15. 关于老年人骨的叙述，错误的是（　　）

    A. 有机物质相对少些

    B. 骨的脆性较大易骨折

    C. 有机物质和无机物质的比例约为7∶3

    D. 有机物质和无机物质的比例约为3∶7

    E. 易出现骨质疏松症

16. 关于骨的构造，正确的说法是（　　）

    A. 骨干由骨松质构成   B. 骨髓有神经无血管   C. 骨膜有血管无神经

    D. 骨骺由骨密质构成   E. 以上全不对

17. 不属于短骨的有（　　）

    A. 钩骨   B. 月骨   C. 骰骨

D. 股骨   E. 距骨

18. 不属于长骨的有（　　）
 A. 指骨   B. 肱骨   C. 颞骨
 D. 腓骨   E. 跖骨

19. 属于长骨的有（　　）
 A. 肱骨   B. 腕骨   C. 枕骨
 D. 舟骨   E. 髌骨

20. 属于扁骨的有（　　）
 A. 顶骨   B. 颞骨   C. 蝶骨
 D. 筛骨   E. 上颌骨

21. 不属于不规则骨的有（　　）
 A. 蝶骨   B. 椎骨   C. 筛骨
 D. 跟骨   E. 上颌骨

22. 与骨长度增加有关的是（　　）
 A. 骨膜   B. 关节软骨 C. 骺线
 D. 骺软骨   E. 骨髓

23. 胸骨属于（　　）
 A. 长骨   B. 短骨   C. 扁骨
 D. 不规则骨 E. 籽骨

24. 指骨属于（　　）
 A. 长骨   B. 短骨   C. 扁骨
 D. 不规则骨 E. 籽骨

25. 不是长骨的有（　　）
 A. 股骨   B. 指骨   C. 肱骨
 D. 肋骨   E. 趾骨

26. 关于关节的运动叙述，错误的是（　　）
 A. 沿冠状轴上进行环旋转运动
 B. 在冠状轴上产生屈伸运动
 C. 在垂直轴上进行旋转运动
 D. 在矢状轴上产生内收、外展运动
 E. 沿两轴以上运动的关节可作环转运动

27. 不属于关节基本结构的是（　　）
 A. 关节盘 B. 关节囊纤维层 C. 关节囊滑膜层
 D. 关节面 E. 关节腔

28. 关于关节腔叙述，错误的是（　　）
 A. 是一个与外界开放的腔隙

B. 是一个密闭的腔隙

C. 由关节囊滑膜层和关节面共同围成

D. 腔内含少量滑液

E. "负压"对维持关节的稳固有一定的作用

29. 关于联合关节的叙述，错误的是（　　）

A. 必须同时进行活动

B. 是两个或两个以上结构完全独立但功能互为一体的关节

C. 按一个或多个关节同时运动的方式

D. 如颞下颌关节

E. 桡尺近侧和远侧关节也属于联动关节

30. 下列单轴关节的叙述，错误的是（　　）

A. 只能绕一个运动轴作一组运动

B. 绕冠状轴作屈伸运动

C. 屈戌关节又名滑车关节

D. 桡腕关节属于单轴关节

E. 环枢正中关节和桡尺近侧关节属于单轴关节

31. 双轴关节叙述错误的是（　　）

A. 能进行环转运动

B. 包括两种形式

C. 能绕两个互相垂直的运动轴进行两组运动

D. 平面关节也属于双轴关节

E. 椭圆关节和鞍状关节属于双轴关节

32. 下列直接连接叙述，错误的是（　　）

A. 两骨间连接较牢固

B. 两骨间不活动或少许活动

C. 多见三种形式，如纤维、软骨连接、骨性结合

D. 椎体之间的联结均为直接联结

E. 四肢骨之间的连接都是直接连接

33. 下列间接连接叙述，错误的是（　　）

A. 相对骨面间互相分离

B. 具有充以滑液的腔隙

C. 腔隙内为正常大气压

D. 具有较大的活动性

E. 借周围的结缔组织等相连接

34. 关节的基本结构是（　　）

A. 关节面、关节囊、关节唇

B. 关节面、关节囊、半月板

C. 关节腔、关节囊、关节软骨

D. 关节面、关节囊、关节腔

E. 关节面、关节腔、韧带

35. 关节的辅助结构是（　　）
    A. 关节囊、囊内韧带、囊外韧带
    B. 关节囊、关节软骨、关节盘
    C. 囊内韧带、囊外韧带、关节盘、关节唇
    D. 关节软骨、关节盘、关节唇
    E. 关节囊、关节面、关节盘

36. 对关节结构的描述，正确的是（　　）
    A. 关节软骨、关节囊、关节腔是基本结构
    B. 关节表面覆盖一层骺软骨
    C. 关节腔内有囊内韧带
    D. 关节软骨和关节囊滑膜层之间的腔称关节腔
    E. 关节软骨和关节囊纤维层之间的腔称关节腔

37. 躯干骨的组成是（　　）
    A. 椎骨、肋骨和肋软骨   B. 胸骨、肋骨和肩胛骨
    C. 椎骨、骶骨和尾骨   D. 椎骨、胸骨和12对肋骨
    E. 椎骨和尾骨

38. 对椎骨的描述，不正确的是（　　）
    A. 相邻椎弓间构成椎间孔   B. 椎体之间有椎间盘相连
    C. 是不规则骨   D. 椎体与椎弓共同围成椎孔
    E. 所有的椎间孔相连构成椎管

39. 关于椎骨一般形态的描述，正确的是（　　）
    A. 成人共31块   B. 椎体与椎弓围成椎间孔
    C. 相邻椎骨的上、下切迹围成椎孔   D. 从椎弓板上发出7个突起
    E. 相邻椎弓之间构成椎间孔

40. 颈椎的一般结构不包括（　　）
    A. 椎体小   B. 横突有孔   C. 椎孔大
    D. 棘突分叉   E. 横突有肋凹

41. 颈椎描述正确的是（　　）
    A. 所有的棘突都分叉   B. 横突都有横突孔   C. 均有椎体及椎弓
    D. 第1颈椎又称枢椎   E. 第7颈椎又名寰椎

42. 第1颈椎叙述错误的是（　　）
    A. 呈环形，无椎体、棘突和关节突
    B. 由前弓、后弓和侧块构成
    C. 前弓的上面有椎动脉沟
    D. 后弓的上面有椎动脉沟
    E. 前弓后面正中有小的关节面称齿突凹

43. 穿过横突孔的结构是 （ ）

    A. 脊神经   B. 椎动脉   C. 颈内静脉

    D. 迷走神经   E. 颈内动脉

44. 下列颈椎棘突特别长的是 （ ）

    A. 第 1 颈椎   B. 第 3 颈椎   C. 第 5 颈椎

    D. 第 6 颈椎   E. 第 7 颈椎

45. 枢椎 （ ）

    A. 仅有一对关节面   B. 有一个从椎体向上伸出的齿突

    C. 是一个典型的颈椎   D. 没有横突孔

    E. 没有棘突

46. 计数椎骨棘突的标志是 （ ）

    A. 枢椎的齿突   B. 隆椎的棘突   C. 胸骨角

    D. 颈动脉结节   E. 肩胛骨下角

47. 胸椎的特点是 （ ）

    A. 椎体两侧的上下缘分别有上下肋凹

    B. 上下关节突的关节面呈矢状位

    C. 横突的末端有横突肋凹与肋头相关节

    D. 横突根部有横突孔

    E. 棘突呈矢状位后伸

48. 关于腰椎的正确描述是 （ ）

    A. 椎体侧面和横突上均有肋凹   B. 椎孔呈圆形

    C. 上下关节突的关节面呈冠状位   D. 棘突细长斜向后下

    E. 各棘突的间隙较宽

49. 骶管麻醉时，须摸认的体表标志是 （ ）

    A. 骶岬   B. 骶正中嵴   C. 骶角

    D. 骶后孔   E. 骶管裂孔

50. 骶管 （ ）

    A. 是骶前孔连接而成   B. 是骶后孔连接而成

    C. 是骶管裂孔连接而成   D. 是骶椎的椎孔连接而成

    E. 以上都不是

51. 关于胸骨角叙述，错误的是 （ ）

    A. 为胸骨柄与剑突的连接处   B. 向后平对第 4 胸椎体下缘

    C. 两侧平对第 2 肋软骨   D. 为胸骨柄与胸骨体的连接处

    E. 分隔上下纵隔

52. 计数肋序数的骨性标志是 （ ）

    A. 隆椎   B. 肩峰   C. 肋弓

D. 胸骨角　　　　　　　　　E. 喙突

53. 肋（　　）
 A. 上 6 对肋称真肋　　　　　　　　B. 下 6 对肋称假肋
 C. 由肋骨和肋软骨构成　　　　　　D. 肋的前端与胸椎体相连接
 E. 肋骨上缘内面有肋沟

54. 下列肋的分类叙述，错误的是（　　）
 A. 第 1~7 肋称真肋　　　　　　　　B. 第 8~12 肋称假肋
 C. 第 11~12 肋称浮肋　　　　　　　D. 第 8~10 肋形成肋弓称假肋
 E. 由肋骨与肋软骨组成

55. 不含关节盘的关节是（　　）
 A. 膝关节　　　　　　B. 胸锁关节　　　　　　C. 肩锁关节
 D. 颞下颌关节　　　　E. 桡腕关节

56. 有关节唇的关节包括（　　）
 A. 肩关节和桡腕关节　　　B. 肘关节和髋关节　　　C. 肩关节和膝关节
 D. 髋关节和肘关节　　　　E. 胸锁关节和颞下颌关节

57. 关节囊内既无韧带又无关节盘的关节是（　　）
 A. 肩关节　　　　　　B. 膝关节　　　　　　C. 颞下颌关节
 D. 髋关节　　　　　　E. 腕关节

58. 联合关节有（　　）
 A. 胸锁关节　　　　　B. 椎间关节　　　　　C. 膝关节
 D. 肘关节　　　　　　E. 腕关节

59. 下列内收、外展运动，叙述错误的是（　　）
 A. 是关节沿矢状轴进行的运动
 B. 手掌的收、展是以腕关节运动的矢状轴为准
 C. 手指的收、展是以中指的中轴为准
 D. 足趾的收、展运动是以第 2 趾中轴为准
 E. 拇指的收、展是围绕冠状轴进行

60. 除加强关节的稳固性外，还可以增加关节灵活性的是（　　）
 A. 韧带　　　　　　　B. 关节唇　　　　　　C. 关节腔
 D. 关节盘　　　　　　E. 股骨头韧带

61. 椎间盘的说法错误是（　　）
 A. 外周为纤维环　　　　　　　B. 内部为髓核
 C. 脊柱腰段椎间盘最厚　　　　D. 连结两个椎骨牢固，不能活动
 E. 外伤时髓核可向外突出

62. 椎间盘（　　）
 A. 是关节盘的一种　　　　　　B. 构成椎管后壁的一部分

C. 颈部最薄　　　　　　　　　　D. 其厚度与脊柱各部分运动幅度大小无关

E. 属于椎体间的直接连结

63. 椎间盘脱出症时，髓核脱出的常见方位是（　　）

　　A. 向前　　　　　　　　B. 向后　　　　　　　　C. 向前外侧

　　D. 向后外侧　　　　　　E. 以上均不是

64. 黄韧带（　　）

　　A. 连接相邻两椎弓根之间　　　　　　B. 连接相邻两椎弓板之间

　　C. 构成椎间孔的前界　　　　　　　　D. 连接相邻两棘突之间

　　E. 限制脊柱过度后伸

65. 下列黄韧带叙述，错误的是（　　）

　　A. 位于椎管外　　　　　　　　　　　B. 连接相邻椎弓板之间的韧带

　　C. 协助围成椎管　　　　　　　　　　D. 限制脊柱过度前屈的作用

　　E. 由黄色的弹力纤维构成

66. 前纵韧带（　　）

　　A. 紧贴椎管的前壁　　　B. 连于棘突之间　　　C. 限制脊柱过度后伸

　　D. 限制脊柱过度前屈　　E. 以上都不对

67. 不属于椎弓间的连接是（　　）

　　A. 棘间韧带　　　　　　B. 棘上韧带　　　　　　C. 关节突关节

　　D. 前纵韧带　　　　　　E. 黄韧带

68. 脊柱的正常生理弯曲是（　　）

　　A. 颈曲凸向后　　　　　B. 胸曲凸向前　　　　　C. 胸曲凸向后

　　D. 骶曲凸向前　　　　　E. 腰曲是出生时就有的

69. 关于肋的连接，叙述错误的是（　　）

　　A. 两侧肋弓的连接　　　　　　　　　B. 肋头和椎骨的连接

　　C. 肋结节和横突的连接　　　　　　　D. 第 1 肋与胸骨柄之间是不动关节

　　E. 第 8～10 肋软骨不直接与胸骨相连

70. 关于肋与胸骨的连接，叙述错误的是（　　）

　　A. 第 1 肋与胸骨柄之间是一种特殊不动关节

　　B. 第 2～7 肋与胸骨分别构成胸肋关节

　　C. 第 8～10 肋与上位肋软骨构成软骨间关节

　　D. 第 2～7 肋软骨与上位肋软骨形成软骨连接

　　E. 第 11、12 肋游离于腹壁肌中

71. 胸锁关节的构成是（　　）

　　A. 锁骨内侧端与胸骨柄

　　B. 锁骨内侧端与第 1 肋软骨

　　C. 锁骨内侧端与胸骨体

D. 锁骨内侧端，胸骨柄的锁骨切迹及第 1 肋软骨的上面

E. 以上都不是

72. 关于胸廓上口，叙述错误的是（　）

  A. 是胸腔与颈部的交通

  B. 胸骨柄上缘、第 1 对肋和第 1 胸椎围成

  C. 胸骨柄上缘、锁骨和第 1 胸椎围成

  D. 向前下方倾斜

  E. 较下口为小

73. 下列为椎骨间 3 种长连结的是（　）

  A. 椎间盘、前纵韧带和后纵韧带　　B. 前纵韧带、黄韧带和后纵韧带

  C. 黄韧带、棘间韧带和棘上韧带　　D. 棘间韧带、前纵韧带和后纵韧带

  E. 前纵韧带、后纵韧带和棘上韧带

74. 可限制脊柱过度后伸的韧带是（　）

  A. 棘间韧带　　　B. 前纵韧带　　　C. 棘上韧带

  D. 黄韧带　　　　E. 后纵韧带

75. 属于面颅骨的是（　）

  A. 额骨　　　B. 颞骨　　　C. 蝶骨

  D. 舌骨　　　E. 枕骨

76. 不成对的面颅骨是（　）

  A. 筛骨　　　B. 腭骨　　　C. 上颌骨

  D. 下鼻甲　　E. 犁骨

77. 成对的脑颅骨是（　）

  A. 额骨　　　B. 鼻骨　　　C. 枕骨

  D. 蝶骨　　　E. 顶骨

78. 不成对的脑颅骨是（　）

  A. 顶骨　　　B. 上颌骨　　　C. 蝶骨

  D. 泪骨　　　E. 颞骨

79. 眉弓的深方有（　）

  A. 上颌窦　　　B. 筛窦　　　C. 额窦

  D. 蝶窦　　　　E. 以上都不是

80. 不属于颅中窝的孔裂的是（　）

  A. 内耳门　　　B. 卵圆孔　　　C. 圆孔

  D. 视神经孔　　E. 棘孔

81. 属于颅后窝的结构是（　）

  A. 内耳门　　　B. 眶上裂　　　C. 筛孔

  D. 棘孔　　　　E. 圆孔

82. 前囟闭合的时间是 （　　）

    A. 出生前　　　　　　　B. 出生后 1.5 岁　　　　　C. 出生后 5~6 岁

    D. 出生后 6 个月　　　　E. 出生后 3 岁

83. 冠状缝位于 （　　）

    A. 额骨、顶骨和颞骨之间　　　　　B. 顶骨和枕骨之间

    C. 额骨与鼻骨之间　　　　　　　　D. 额骨和顶骨之间

    E. 两额骨之间

84. 关于翼点，叙述错误的是 （　　）

    A. 位于颞窝前下部

    B. 该处骨质薄弱

    C. 蝶骨、顶骨、筛骨和上颌骨四骨的会合处

    D. 构成 "H" 形的缝

    E. 内侧有脑膜中动脉通过

85. 外耳门位于 （　　）

    A. 颧骨　　　　　　　　B. 颞骨　　　　　　　　C. 枕骨

    D. 下颌骨　　　　　　　E. 蝶骨

86. 与眶相通的为 （　　）

    A. 筛孔　　　　　　　　B. 棘孔　　　　　　　　C. 圆孔

    D. 视神经管　　　　　　E. 卵圆孔

87. 关于眶腔，叙述错误的是 （　　）

    A. 通过视神经孔与颅中窝交通　　　B. 通过鼻泪管与鼻腔交通

    C. 通过眶下裂与颞下窝交通　　　　D. 通过眶上裂与颅中窝交通

    E. 通过眶下裂向前与颞下窝交通

88. 骨性鼻中隔的构成是 （　　）

    A. 鼻骨和筛骨　　　　　B. 蝶骨和筛骨　　　　　C. 额骨和犁骨

    D. 泪骨和筛骨　　　　　E. 犁骨和筛骨垂直板

89. 参与围成颅腔的是 （　　）

    A. 犁骨　　　　　　　　B. 上颌骨　　　　　　　C. 腭骨

    D. 筛骨　　　　　　　　E. 颧骨

90. 成人颅顶骨最薄弱处为 （　　）

    A. 前囟点　　　　　　　B. 乳突部　　　　　　　C. 翼点

    D. 人字点　　　　　　　E. 额部

91. 中鼻甲是下述 （　　） 的一部分

    A. 犁骨　　　　　　　　B. 筛骨　　　　　　　　C. 上颌骨

    D. 蝶骨　　　　　　　　E. 腭骨

92. 鼻泪管开口于 （　　）

A. 上鼻道　　　　　　　B. 下鼻道　　　　　　　C. 中鼻道前份

D. 中鼻甲　　　　　　　E. 蝶筛隐窝

93. 关于筛骨，叙述错误的是（　　）

A. 为最脆弱的含气骨　　　　　　B. 参与构成眶的内侧壁

C. 筛板筛孔有视神经入颅　　　　D. 筛骨迷路称筛窦

E. 筛板是多孔的水平骨板

94. 属于颅中窝的是（　　）

A. 筛孔　　　　　　　　B. 卵圆孔　　　　　　　C. 颈静脉孔

D. 内耳门　　　　　　　E. 舌下神经管

95. 颅中窝与眼眶相通的结构是（　　）

A. 眶上裂　　　　　　　B. 圆孔　　　　　　　　C. 眶下裂

D. 棘孔　　　　　　　　E. 卵圆孔

96. 穿过棘孔的结构是（　　）

A. 脑膜中动脉　　　　　B. 穿动脉　　　　　　　C. 颈内静脉

D. 椎动脉　　　　　　　E. 肋颈干

97. 关于颈静脉孔，叙述错误的是（　　）

A. 是一不规则的孔　　　　　　　B. 位于枕骨与颞骨岩部处

C. 位于颅中窝　　　　　　　　　D. 乙状窦在颈静脉孔处续颈内静脉

E. 舌咽神经、迷走神经、副神经经孔出颅

98. 关于枕骨大孔，叙述错误的是（　　）

A. 位于颅后窝中央　　　　　　　B. 由枕骨和颞骨岩部后面构成

C. 前上方平坦的斜面称斜坡　　　D. 后上方十字形隆起称枕内隆凸

E. 前外侧有舌下神经管的开口

99. 对下颌骨错误的描述是（　　）

A. 分为下颌支和下颌体　　　　　B. 下颌支外面有下颌孔

C. 下颌体前外侧面有颏孔　　　　D. 于体表可明显触及下颌角

E. 髁突上方膨大部分是下颌头

100. 关于颞下颌关节的说法中，不妥的是（　　）

A. 属于联合关节　　　　　　　　B. 关节囊后壁较松弛

C. 分上、下两个关节腔　　　　　D. 有关节盘

E. 下颌骨可作前伸运动

101. 上肢带骨为（　　）

A. 肩胛骨和胸骨　　　　B. 胸骨和锁骨　　　　　C. 肋骨和锁骨

D. 肩胛骨和肋骨　　　　E. 锁骨和肩胛骨

102. 与肩胛骨关节盂相关的是（　　）

A. 锁骨肩峰端　　　　　B. 肱骨头　　　　　　　C. 肱骨大结节

D. 肩峰　　　　　　　E. 以上都不是

◇**B1 型题**

（1～3 题共用备选答案）

A. 椎骨　　　　　B. 指骨　　　　　C. 骰骨

D. 髌骨　　　　　E. 髋骨

1. 属于长骨的是（　　）

2. 属于短骨的是（　　）

3. 属于籽骨的是（　　）

（4～7 题共用备选答案）

A. 颈椎　　　　　B. 腰椎　　　　　C. 寰椎

D. 胸椎　　　　　E. 隆椎

4. 有肋凹的是（　　）

5. 横突有孔的是（　　）

6. 棘突斜向后下呈叠瓦状排列的是（　　）

7. 有枕骨相关节的是（　　）

（8～10 题共用备选答案）

A. 颈椎　　　　　B. 胸椎　　　　　C. 腰椎

D. 寰椎　　　　　E. 隆椎

8. 无椎体的是（　　）

9. 棘突末端分叉的是（　　）

10. 椎体横断面呈心形的是（　　）

（11～14 题共用备选答案）

A. 喙突　　　　　B. 乳突　　　　　C. 髁突

D. 关节突　　　　E. 齿突

11. 参与构成颞下颌关节的结构是（　　）

12. 属于颞骨的结构是（　　）

13. 属于肩胛骨的结构是（　　）

14. 属于枢椎的结构是（　　）

（15～18 题共用备选答案）

A. 桡切迹　　　　B. 尺切迹　　　　C. 颈静脉切迹

D. 桡神经沟　　　E. 腓切迹

15. 桡骨有（　　）

16. 胸骨有（　　）

17. 胫骨有（　　）

18. 肱骨有（　　）

（19～22 题共用备选答案）

    A. 肩胛骨   B. 肱骨   C. 尺骨

    D. 胫骨   E. 髋骨

19. 关节盂位于（　　）

20. 三角肌粗隆位于（　　）

21. 尺神经沟位于（　　）

22. 髁间隆起位于（　　）

（23～25 题共用备选答案）

    A. 喙突   B. 乳突   C. 髁突

    D. 关节突   E. 齿突

23. 参与构成颞下颌关节的是（　　）

24. 属于肩胛骨的结构是（　　）

25. 参与构成寰枢关节的是（　　）

（26～28 题共用备选答案）

    A. 小结节   B. 大转子   C. 跟结节

    D. 关节结节   E. 顶结节

26. 下颌窝前方的隆起为（　　）

27. 小腿三头肌抵止的结构是（　　）

28. 属于肱骨结构的是（　　）

（29～31 题共用备选答案）

    A. 额骨   B. 顶骨   C. 颞骨

    D. 蝶骨   E. 筛骨

29. 卵圆孔位于（　　）

30. 筛孔位于（　　）

31. 内耳门位于（　　）

（32～34 题共用备选答案）

    A. 脑膜中动脉   B. 顶骨   C. 颞骨

    D. 蝶骨内   E. 筛骨

32. 翼点的内侧面有（　　）

33. 垂体窝位于（　　）

34. 构成鼻中隔的是（　　）

（35～38 题共用备选答案）

    A. 连接相邻 2 个椎体   B. 连接相邻 2 个椎弓板 C. 位于椎体后面

    D. 位于椎体前面   E. 位于相邻棘突之间

35. 前纵韧带（　　）

36. 后纵韧带 （ ）

37. 椎间盘 （ ）

38. 黄韧带 （ ）

（39 ~41 题共用备选答案）

    A. 前交叉韧带   B. 股骨头韧带   C. 髌韧带

    D. 骶结节韧带   E. 桡骨环状韧带

39. 属于膝关节囊内韧带的是 （ ）

40. 属于肘关节的韧带的是 （ ）

41. 属于髋关节韧带的是 （ ）

（42 ~43 题共用备选答案）

    A. 寰枕关节   B. 桡腕关节   C. 颞下颌关节

    D. 关节突关节   E. 胸锁关节

42. 连接上肢骨与躯干骨的关节是 （ ）

43. 属于联合关节的是 （ ）

（44 ~47 题共用备选答案）

    A. 肩关节   B. 桡腕关节   C. 拇指腕掌关节

    D. 膝关节   E. 骶髂关节

44. 典型的球窝关节是 （ ）

45. 属于鞍状关节的是 （ ）

46. 运动幅度极小的关节是 （ ）

47. 最大最复杂的关节是 （ ）

◇X 型题

1. 属于骨构成的是 （ ）

    A. 骨质   B. 骨膜   C. 骨髓

    D. 骨骼肌   E. 血管和神经

2. 躯干骨包括 （ ）

    A. 椎骨   B. 胸骨   C. 肋骨

    D. 锁骨   E. 胫骨

3. 关于椎骨，描述错误的是 （ ）

    A. 腰椎椎体比胸椎椎体大

    B. 腰椎椎弓上有 7 个突起而胸椎则不同

    C. 胸椎棘突宽大，水平后伸

    D. 椎上切迹和椎下切迹围成椎孔

    E. 椎骨由椎体和椎弓构成

4. 椎骨的一般结构包括 （ ）

A. 前方短圆柱状的椎体

B. 后方呈弓形的椎弓，由椎弓根和椎弓板构成

C. 伸向上方的一对横突

D. 伸向上方的一对上关节突

E. 伸向后方或后下方的一对棘突

5. 关于椎骨的描述，错误的是（　　）

A. 颈椎横突有孔　　　　　　　B. 第二颈椎又称枢椎

C. 胸椎仅横突有肋凹　　　　　D. 成人椎骨有 32～34 块

E. 椎体和椎弓围成椎孔

6. 胸骨正确的说法是（　　）

A. 从上向下由四个部分组成

B. 胸骨柄、体相连处稍向前突

C. 胸骨柄上缘中部凹陷称颈静脉切迹

D. 胸骨两侧连接肋软骨

E. 上述说法均正确

7. 胸椎描述正确的是（　　）

A. 全部胸椎均参与胸廓的组成

B. 椎体两侧有与肋头相关节的肋凹

C. 横突尖端前面有与肋结节相关节的横突肋凹

D. 棘突较长，伸向后下方

E. 临床上常在胸椎棘突间进行穿刺

8. 肋的正确描述的是（　　）

A. 肋包括肋骨和肋软骨两部分

B. 第 1～7 对肋与胸骨相连，称真肋

C. 第 8～12 对肋不与胸骨相连，称假肋

D. 仅真肋参与胸廓的组成

E. 肋骨的内面近下缘处有肋沟，为肋间血管、神经的压迹

9. 颈椎的特点是（　　）

A. 椎体小　　　　　　　　　　B. 有横突孔

C. 棘突分叉的颈椎有 6 块　　　D. 椎孔呈三角形

E. 棘突较长斜向后下方

10. 胸骨角（　　）

A. 外侧端与第 2 肋软骨相连

B. 平对第五胸椎体下缘

C. 过其所作的平面平对气管权

D. 过其所作的平面对食管的第 2 狭窄

E. 过其所作的平面是上、下纵隔的分界面

11. 骶骨的特征是（　　）

    A. 骶管上口称骶管裂孔　　　　　　B. 有四对骶后孔

    C. 由四个骶椎融合而成　　　　　　D. 男性骶骨长而窄

    E. 骶骨有四块骶椎愈合而成

12. 肱骨上端的结构有（　　）

    A. 桡神经沟　　　　　　　　　　　B. 外科颈

    C. 三角肌粗隆　　　　　　　　　　D. 大结节和小结节

13. 属于髋骨的结构有（　　）

    A. 坐骨大切迹　　　　B. 岬　　　　　　　C. 坐骨棘

    D. 髋臼　　　　　　　E. 耻骨联合面

14. 属于长骨的有（　　）

    A. 腓骨　　　　　　　B. 指骨　　　　　　C. 趾骨

    D. 肋骨　　　　　　　E. 肩胛骨

15. 肱骨上的结构有（　　）

    A. 大结节　　　　　　B. 三角肌粗隆　　　C. 尺神经沟

    D. 桡神经沟　　　　　E. 外科颈

16. 属于远侧列腕骨的是（　　）

    A. 手舟骨　　　　　　B. 月骨　　　　　　C. 豌豆骨

    D. 大多角骨　　　　　E. 头状骨

17. 属于腕骨的有（　　）

    A. 掌骨　　　　　　　B. 手舟骨　　　　　C. 三角骨

    D. 钩骨　　　　　　　E. 头状骨

18. 不属于跗骨的是（　　）

    A. 股骨　　　　　　　B. 距骨　　　　　　C. 趾骨

    D. 骰骨　　　　　　　E. 足舟骨

19. 位于颅底垂体窝两侧的通道是（　　）

    A. 筛孔和眶上裂　　　　　　　　　B. 眶上裂和圆孔

    C. 卵圆孔和棘孔　　　　　　　　　D. 枕骨大孔和颈静脉孔

    E. 眶上裂和枕骨大孔

20. 脑颅骨包括（　　）

    A. 额骨　　　　　　　B. 蝶骨　　　　　　C. 筛骨

    D. 上颌骨　　　　　　E. 下颌骨

21. 不成对的面颅骨包括（　　）

    A. 犁骨　　　　　　　B. 舌骨　　　　　　C. 下颌骨

    D. 泪骨　　　　　　　E. 下鼻甲

22. 位于颅中窝内的有（　　）

    A. 视神经管　　　　　　B. 眶上裂　　　　　　C. 眶下裂

    D. 破裂孔　　　　　　　E. 颈静脉孔

23. 关于颅中窝描述，正确的是（　　）

    A. 较颅前窝低

    B. 蝶鞍的中央凹陷为垂体窝

    C. 借视神经管与眶交通

    D. 借眶下裂与眶交通

    E. 蝶骨体的两侧从前向后依次可见圆孔、卵圆孔和棘孔

24. 关节的基本结构包括（　　）

    A. 关节面　　　　　　　B. 关节唇　　　　　　C. 关节囊

    D. 关节腔　　　　　　　E. 关节盘

25. 有关节盘的关节是（　　）

    A. 肩关节　　　　　　　B. 颞下颌关节　　　　C. 胸锁关节

    D. 膝关节　　　　　　　E. 髋关节

26. 构成胸廓的有（　　）

    A. 12 个胸椎　　　　　B. 12 对肋骨　　　　　C. 1 块胸骨

    D. 1 对锁骨　　　　　　E. 1 对肩胛骨

27. 关于脊柱的描述，正确的是（　　）

    A. 由全部椎骨、骶骨和尾骨以及其间的骨连结构成

    B. 各椎骨的椎孔连成椎管，容纳脊髓及其被膜

    C. 从侧面观，脊柱有四个生理弯曲，其中颈曲、腰曲凸向后，胸曲和骶曲凸向前

    D. 可作屈、伸、侧屈、旋转和环转运动

    E. 参与胸腔、腹腔及盆腔后壁的构成

28. 椎骨间的韧带包括（　　）

    A. 前纵韧带　　　　　　B. 后纵韧带　　　　　C. 黄韧带

    D. 棘上韧带　　　　　　E. 骶棘韧带

29. 连结椎体的结构包括（　　）

    A. 前纵韧带　　　　　　B. 黄韧带　　　　　　C. 后纵韧带

    D. 棘上韧带　　　　　　E. 椎间盘

30. 下列关于脊柱的描述，正确的是（　　）

    A. 由颈椎、胸椎、腰椎及椎间盘连接形成

    B. 内有椎孔连成椎管，容纳脊髓

    C. 外侧有 31 对椎间孔，为脊神经和血管的通道

    D. 能独立行走的小儿即有 4 个生理弯曲

E. 运动幅度小

31. 关于脊柱，正确的说法是（　　）

    A. 由全部椎骨、骶骨及尾骨构成

    B. 成人有 4 个生理弯曲

    C. 颈曲和腰曲向前突出

    D. 胸曲、骶曲有利于扩大体腔容积

    E. 脊柱只能作屈、伸运动

32. 参与组成桡腕关节的有（　　）

    A. 尺骨下端　　　　　　B. 桡骨下端　　　　　　C. 豌豆骨

    D. 三角骨　　　　　　　E. 钩骨

33. 关于髋关节，描述正确的是（　　）

    A. 由髋臼和股骨头构成

    B. 髋臼的周缘有纤维软骨构成的髋臼唇

    C. 关节囊前壁有髂股韧带加强，限制其过伸

    D. 股骨头韧带内含营养股骨头血管

    E. 不能作环转运动

34. 关于距小腿关节的描述，正确的是（　　）

    A. 由胫腓两骨下端和距骨滑车构成

    B. 关节囊前、后壁松弛，两侧有韧带加强

    C. 外侧韧带薄弱，足过度内翻时易损伤

    D. 内侧韧带较坚韧

    E. 可作屈伸、收展、旋内、旋外等多种运动

◇名词解释

1. 额状轴

2. 正中矢状面

3. 近侧

4. 骨性标志

5. 干骺端

6. 骺

7. 长骨

8. 骨髓

9. 韧带

10. 骨连结

11. 肋弓

12. 胸骨角

13. 颈静脉切迹

14. 胸廓上口

15. 椎间孔

16. 骶管

17. 骶管裂孔

18. 椎间盘

19. 颅囟

20. 翼点

21. 板障

22. 鼻旁窦

23. 坐骨大孔

24. 坐骨小孔

25. 骨盆

26. 耻骨联合

27. 界线

28. 足弓

◇简答题

1. 从骨的物理化学特性分析幼儿骨为何易变形，老年骨为何容易发生骨折？

2. 试述关节的基本构造和辅助结构。

3. 简述关节的运动形式。

4. 试述全身主要骨性标志。

5. 胸骨角、肩胛下角、第 7 颈椎棘突、髂嵴在临床上有何实际意义？

6. 颈、胸、腰椎在形态上各有哪些特点？

7. 椎骨间的连结结构有哪些？

8. 椎间孔的构成及其通过的结构是什么？

9. 脊柱的组成如何？有哪些生理性弯曲？能作何种运动？

10. 简述胸廓的组成和功能。

11. 硬膜外麻醉时，穿刺针头进入硬膜外腔需经过哪些结构？

12. 试述上、下肢骨和躯干骨的组成及特点。

13. 肩关节的构成、形态结构特点如何？能作何种运动？

14. 肘关节的构成包括几部分？其形态结构特点如何？

15. 前臂骨之间是如何连接的？能作何种运动？

16. 桡腕关节的组成和运动如何？

17. 试叙骨盆的构成、区分及女性骨盆特点。

18. 说明髋关节的构成及结构特点。

19. 膝关节是怎样构成的？形态结构特点如何？能作何种运动？

20. 距小腿（踝）关节是怎样构成的？形态结构特点如何？能作何种运动？

21. 脑颅骨和面颅骨包括哪些？

22. 新生儿颅有何特征？

23. 骨性鼻腔外侧壁有哪些结构？

24. 颅前、中、后窝各有哪些主要裂孔，各通过哪些结构？

25. 试述眶腔的交通关系。

26. 颞下颌关节是怎样构成的？能作何种运动？

第九章　血液的组成及功能习题

参考答案

◇A1 型题

1. 通常所说的血型是指（　　）

    A. 红细胞上受体的类型

    B. 红细胞表面特异凝集素的类型

    C. 红细胞表面特异凝集原的类型

    D. 血浆中特异凝集素的类型

    E. 血浆中特异凝集原的类型

2. 下列关于输血的叙述，错误的是（　　）

    A. ABO 血型系统相符合便可输血，不需进行交叉配血

    B. O 型血的人为"万能供血者"

    C. AB 型血的人为"万能受血者"

    D. 将 O 型血液输给其他血型的人时，应少量而且缓慢

    E. Rh 阳性的人可接受 Rh 阴性的人的血液

3. B 型血的红细胞膜上含有（　　）

    A. A 抗原　　　　　　B. B 抗原　　　　　　C. A 和 B 抗原都有

    D. A、B 及 H 抗原均无　　E. H 抗原

4. 以下情况可能发生溶血症的是（　　）

    A. Rh（+）母亲所怀 Rh（+）胎儿

    B. Rh（+）母亲所怀 Rh（−）胎儿

    C. Rh（−）母亲所怀 Rh（+）胎儿

    D. Rh（−）母亲所怀 Rh（−）胎儿

    E. 父亲是 Rh（−）、母亲为 Rh（+）胎儿

5. 某人的红细胞与 B 型血的血清凝集，而其血清与 B 型血的红细胞不凝，此人的血型为（　　）

    A. A 型　　　　　　B. B 型　　　　　　C. AB 型

    D. O 型　　　　　　E. 无法判断

6. 输血时应主要考虑供血者的（　　）

    A. 红细胞不被受血者的红细胞所凝集

    B. 红细胞不被受血者的血浆所凝集

    C. 红细胞不发生叠连

    D. 血浆不被受血者的血浆所凝集

E. 血浆不被受血者的红细胞所凝集

7. 输血原则是（　　）

　A. 输同型血，即交叉配血的主侧和次侧都不凝

　B. 紧急情况下，可大量输 O 型血给其他血型的受血者

　C. 只要交叉配血主侧不凝就可以输血

　D. 只要血型相同，可不做交叉配血

　E. 第一次配血相合输血顺利，第二次接受同一献血员血液不必做交叉配血

8. 父母双方一方为 A 型，一方为 B 型，其子女可能的血型为（　　）

　A. 只可能是 AB 型　　　　　　　　B. 只可能是 A 型或 B 型

　C. 只可能是 A 型、B 型、AB 型　　D. A 型、B 型、AB 型、O 型

　E. 只可能是 AB 型或 O 型

9. 在凝血过程中起重要作用的是（　　）

　A. 红细胞　　　　　　　　　　　　B. 巨噬细胞

　C. 白细胞　　　　　　　　　　　　D. 血小板

10. 通常所说的血型是指（　　）

　A. 红细胞膜上受体的类型

　B. 红细胞膜表面特异抗体的类型

　C. 红细胞膜表面特异抗原的类型

　D. 血清中特异抗体的类型

◇**B1 型题**

（1～2 题共用备选答案）

　A. 细胞外液　　　　　B. 细胞内液　　　　　C. 细胞外液和细胞内液

　D. 组织液　　　　　　E. 血浆

1. 体液是指（　　）

2. 内环境是指（　　）

（3～5 题共用备选答案）

　A. 显性基因　　　　　　　　　　　B. 隐性基因

　C. 性连锁隐性基因　　　　　　　　D. X 连锁显性基因

3. A 型血基因属于（　　）

4. B 型血基因属于（　　）

5. O 型血基因属于（　　）

（5～9 题共用备选答案）

　A. 抗 A 凝集素　　　　　　B. 抗 B 凝集素

　C. 无凝集素　　　　　　　D. 抗 A 凝集素 + 抗 B 凝集素

6. A 型血清含（　　）

7. B 型血清含 （　　）

8. AB 型血清含 （　　）

9. O 型血清含 （　　）

◇X 型题

1. 血清与血浆的区别在于前者 （　　）

    A. 缺乏纤维蛋白原

    B. 增加血小板释放的物质

    C. 缺乏某些凝血因子

    D. 含有大量的清蛋白

    E. 以上都不是

2. 如果某男的血型是 B 型的，则 （　　）

    A. 他的基因型可以是 AB 型的

    B. 他的父亲的血型可以是 O 型的

    C. 他的孩子的血型不是 B 型的，就是 O 型的

    D. 如果他的妻子的血型是 B 型的，孩子的血型只能是 B 型或 O 型的

    E. 如果他的妻子的血型是 O 型的，孩子的血型只能是 B 型或 O 型的

3. 小血管损伤后，生理止血过程包括 （　　）

    A. 受损小血管收缩

    B. 血小板聚集形成止血栓

    C. 受损局部血液凝固形成血凝块

    D. 血管壁修复、伤口愈合

    E. 以上都对

4. 正常人的血液在血管内不发生凝固的原因有 （　　）

    A. 血液流动快   B. 血管内膜光滑完整

    C. 纤维蛋白溶解系统的作用   D. 有抗凝血物质的存在

    E. 以上都不对

5. 血浆蛋白的主要生理功能有 （　　）

    A. 是多种代谢物的运输载体   B. 能缓冲血浆 pH 变化

    C. 参与机体的免疫功能   D. 参与生理性止血

    E. 维持血浆胶体渗透压

6. 下列情况能使试管中的血液延缓凝血的是 （　　）

    A. 血液中加入草酸钾   B. 将血液置于有棉花的试管中

    C. 加入肝素   D. 将试管置于冰水中

    E. 将试管壁涂上液体石蜡，再放入新鲜血液

7. 生理性止血过程包括 （　　）

    A. 血小板黏着于受损伤血管

B. 血液凝固，血块回缩

C. 血小板释放 5 - 羟色胺使小血管收缩

D. 血小板聚集形成止血栓

E. 纤溶系统激活

8. 下列情况可延缓或防止凝血的是（　　）

A. 血液中加入柠檬酸钠

B. 血液置于硅胶管中

C. 血液中加入肝素

D. 血液中加入双香豆素

E. 将血液置于冰水混合物中

◇填空题

1. ABO 血型系统将人类的血型分为_____型、_____型、_____型和_____型四种血型；Rh 血型系统将人类的血型分为_____和_____两种血型。

2. 红细胞膜上含 A 抗原而不含 B 抗原的血型是_____，血清中不含任何抗体的血型是_____。

3. 血液由_____和_____组成。

4. 血液凝固的三个基本步骤是_____、_____和_____，按始动因子的来源的不同，凝血过程包括_____性凝血和_____性凝血两条途径。

5. 血液的主要功能有_____、_____、_____。

6. 正常人血液的 pH 范围为_____。

7. 血液运输气体的方式有两种，分别为_____和_____。

第十章　血液循环习题

参考答案

第一节　心与动脉习题

◇**A1 型题**

1. 关于血液循环，下列说法正确的是（　　）
    A. 大循环始于右心室
    B. 小循环始于左心室
    C. 大循环内流动的是动脉血
    D. 小循环内流动的是动脉血
    E. 小循环主要功能是将静脉血转为动脉血

2. 关于心，下列说法正确的是（　　）
    A. 左右半心互相连通
    B. 左半心含静脉血
    C. 右半心含动脉血
    D. 体循环起于右半心
    E. 左半心称为动脉心

3. 属于终动脉的是（　　）
    A. 上颌动脉
    B. 脑膜中动脉
    C. 直肠上动脉
    D. 视网膜中央动脉
    E. 颈浅动脉

4. 关于动脉韧带，下列说法正确的是（　　）
    A. 位于肺动脉干根部
    B. 连于左右肺动脉分叉部偏左处
    C. 连于左右肺动脉分叉部偏右处
    D. 是肺动脉干与主动脉之间的通道
    E. 胚胎时期已形成

5. 关于左颈总动脉，下列说法正确的是（　　）
    A. 是头臂干的分支
    B. 是主动脉的一级分支
    C. 由主动脉弓凹侧发出
    D. 行于颈动脉鞘外
    E. 动脉起始处有颈动脉窦

6. 脑膜中动脉是（　　）
    A. 颈外动脉的一级分支
    B. 上颌动脉的分支
    C. 椎动脉的分支
    D. 颈内动脉的分支
    E. 大脑中动脉的分支

7. 关于右锁骨下动脉，下列说法正确的是（　　）
    A. 起于主动脉弓
    B. 起于头臂干
    C. 于前斜角肌前方走行
    D. 发出甲状腺上动脉
    E. 该动脉的止血点是锁骨中点

8. 关于掌浅弓，下列说法正确的是（　　）

A. 位于掌腱膜的浅面　　　　　　　B. 位于掌腱膜的深面

C. 由桡动脉末端与尺动脉掌浅支构成　D. 发出掌心动脉

E. 位于掌深弓的近侧约 2cm 处

9. 卵圆窝位于（　　）

A. 左心房后壁上　　　　B. 右心室后壁上　　　　C. 右心房前壁上

D. 右心房的房间隔上　　E. 右心室室间隔上

10. 心尖朝向（　　）

A. 左前方　　　　B. 左方　　　　C. 左下方

D. 左前下方　　　E. 右方

11. 左心房有（　　）

A. 肺动脉口　　　　B. 4 个肺静脉口　　　　C. 2 个肺静脉口

D. 冠状窦口　　　　E. 上腔静脉口

12. 冠状窦口位于（　　）

A. 下腔静脉口与右心耳之间　　　　B. 下腔静脉口与右房室口之间

C. 上腔静脉口与右房室口之间　　　D. 上腔静脉口与下腔静脉口之间

E. 上腔静脉口与界嵴之间

13. 窦房结位于（　　）

A. 上腔静脉口附近心外膜下　　　　B. 上腔静脉口附近心内膜下

C. 下腔静脉口附近心外膜下　　　　D. 下腔静脉口附近心内膜下

E. 冠状窦附近内心膜下

14. 关于房室束，下列说法正确的是（　　）

A. 连于窦房结与房室结之间　　　　B. 由房室结发出

C. 由窦房结发出　　　　　　　　　D. 分为前脚和后脚

E. 直接连于浦氏纤维

15. 关于主动脉弓，下列说法正确的是（　　）

A. 续于升主动脉，呈弓形弯向左后方

B. 凸侧有 4 大分支

C. 自左心室起，呈弓形弯向左后方

D. 凹侧有 3 大分支

E. 发出左、右冠状动脉

16. 关于颈外动脉，下列说法正确的是（　　）

A. 发出甲状腺下动脉　　　　　　　B. 发出甲状腺上动脉

C. 发出椎动脉　　　　　　　　　　D. 在颈部无分支

E. 起自锁骨下动脉

17. 关于锁骨下动脉，下列说法正确的是（　　）

A. 左侧起自头臂干　　　B. 右侧起于主动脉弓　　C. 延续为肱动脉

D. 发出椎动脉　　　　　　　　E. 发出胸外侧动脉

18. 关于肾动脉，下列说法正确的是 （　　）

　　A. 左侧较右侧长　　　　　　　　B. 在第 4 腰椎高度起于腹主动脉

　　C. 左侧较右侧短　　　　　　　　D. 右侧起点稍高于左侧

　　E. 发出肾上腺中动脉

19. 腹腔干发出 （　　）

　　A. 胃左动脉　　　　　B. 胃网膜左动脉　　　　C. 胃右动脉

　　D. 胃网膜右动脉　　　E. 肝固有动脉

20. 直接分布到胃的动脉有 （　　）

　　A. 脾动脉　　　　　　B. 肝总动脉　　　　　　C. 胃短动脉

　　D. 胃十二指肠动脉　　E. 胆囊动脉

21. 关于脾动脉，下列说法正确的是 （　　）

　　A. 起自腹主动脉　　　B. 起自肝总动脉　　　　C. 有到胃的分支

　　D. 无分支到胰　　　　E. 发出胃网膜右动脉

22. 关于肠系膜上动脉，下列说法正确的是 （　　）

　　A. 进入乙状结肠系膜根　　B. 进入小肠系膜根　　C. 是成对的动脉

　　D. 发出乙状结肠动脉　　　E. 起自腹腔干

23. 阑尾动脉直接起自 （　　）

　　A. 右结肠动脉　　　　B. 肠系膜上动脉　　　　C. 肠系膜下动脉

　　D. 回结肠动脉　　　　E. 乙状结肠动脉

24. 关于肠系膜下动脉，下列说法正确的是 （　　）

　　A. 进入小肠系膜根　　　　　　　B. 起自肠系膜上动脉

　　C. 向下延续为直肠上动脉　　　　D. 营养横结肠

　　E. 起自腹腔干

25. 关于子宫动脉，下列说法正确的是 （　　）

　　A. 进入子宫阔韧带两层之间　　　B. 在输尿管后方经过

　　C. 起自髂外动脉　　　　　　　　D. 在输尿管下方经过

　　E. 起自肠系膜下动脉

26. 肠系膜上动脉营养 （　　）

　　A. 直肠　　　　　　　B. 肛管　　　　　　　　C. 降结肠

　　D. 横结肠　　　　　　E. 乙状结肠

27. 中结肠动脉位于 （　　）

　　A. 小网膜内　　　　　B. 结肠系膜内　　　　　C. 肠系膜内

　　D. 大网膜内　　　　　E. 乙状结肠系膜内

28. 颈外动脉的终支是 （　　）

　　A. 上颌动脉　　　　　B. 甲状腺上动脉　　　　C. 面动脉

D. 舌动脉　　　　　　　　E. 脑膜中动脉

29. 不属于右心房的结构是（　　）

    A. 上腔静脉口　　　　　B. 卵圆窝　　　　　　C. 肺静脉口

    D. 梳状肌　　　　　　　E. 冠状窦口

30. 乙状结肠动脉起自（　　）

    A. 腹腔干　　　　　　　B. 腹主动脉　　　　　C. 肠系膜上动脉

    D. 肠系膜下动脉　　　　E. 髂内动脉

◇**B1 型题**

（1～4 题共用备选答案）

    A. 冠状窦口　　　　　　B. 肺静脉口　　　　　C. 隔缘肉柱

    D. 界嵴　　　　　　　　E. 主动脉前庭

1. 开口于左心房的是（　　）

2. 构成左室流出道的是（　　）

3. 开口于右心房的是（　　）

4. 位于右心室的是（　　）

（5～10 题共用备选答案）

    A. 肠系膜上动脉　　　　B. 腹腔干　　　　　　C. 肝总动脉

    D. 胃十二指肠动脉　　　E. 脾动脉

5. 十二指肠下动脉起自（　　）

6. 胃短动脉起自（　　）

7. 胃网膜右动脉起自（　　）

8. 肝固有动脉起自（　　）

9. 胃左动脉起自（　　）

10. 回结肠动脉起自（　　）

◇**X 型题**

1. 关于大循环和小循环，说法正确的是（　　）

    A. 大循环的血分布到整个身体各部

    B. 动脉内都是动脉血

    C. 大循环的血由左心室射出

    D. 大、小循环通过左、右房室口相连续

    E. 是完全分开的两个独立系统

2. 参与心腔防止血液逆流的结构有（　　）

    A. 二尖瓣　　　　　　　B. 三尖瓣　　　　　　C. 腱索

    D. 肉柱　　　　　　　　E. 室上嵴

3. 关于室间隔，下列说法正确的是（　　）

A. 由膜部和肌部构成   B. 全部由肌性成分构成

C. 膜部是室间隔缺损的好发部位   D. 膜部位于上部

E. 肌部位于上部

4. 心传导系包括（   ）

A. 房室结   B. 冠状窦   C. 窦房结

D. 房室束   E. 隔缘肉柱

5. 关于掌深弓，下列说法正确的是（   ）

A. 由弓的凸侧发出掌心动脉   B. 桡动脉的末端参与构成

C. 尺动脉的末端参与构成   D. 在屈指肌腱的深面

E. 位于掌浅弓的近侧

6. 营养肾上腺的动脉起自（   ）

A. 腹主动脉   B. 膈下动脉   C. 肾动脉

D. 腰动脉   E. 腹腔干

7. 腹主动脉的直接分支为（   ）

A. 胃短动脉   B. 胃左动脉   C. 肾上腺中动脉

D. 腰动脉   E. 肾动脉

8. 子宫动脉分布于（   ）

A. 子宫   B. 输卵管   C. 卵巢

D. 会阴   E. 直肠

9. 关于心，下列说法正确的是（   ）

A. 位于前纵隔内   B. 位于中纵隔内   C. 约 2/3 在正中线左侧

D. 约 1/2 在正中线左侧   E. 全部位于正中线左侧

10. 左冠状动脉营养（   ）

A. 右室前壁   B. 左心房   C. 左室前壁

D. 室间隔后 1/3   E. 左室后壁

11. 心的静脉回流途径有（   ）

A. 直接流入右心房   B. 直接流入各心脏

C. 经冠状窦流入右心房   D. 经上腔静脉流入右心房

E. 经下腔静脉流入右心房

12. 关于主动脉弓，下列说法正确的是（   ）

A. 在气管分叉处的下方通过   B. 跨越左主支气管的上方

C. 壁内有压力感受器   D. 壁内有化学感受器

E. 凸侧发出左颈总动脉

13. 关于颈总动脉，下列说法正确的是（   ）

A. 左侧起于主动脉弓   B. 右侧起于头臂干

C. 分为颈内动脉、颈外动脉两终支   D. 右侧起于主动脉弓

E. 左侧起于头臂干

14. 颈外动脉发出分支营养（　）

    A. 舌　　　　　　　　　B. 眼球　　　　　　　　C. 眼睑

    D. 腮腺　　　　　　　　E. 牙

15. 关于锁骨下动脉，下列说法正确的是（　）

    A. 右侧起自主动脉弓　　B. 左侧起自头臂干　　C. 穿过斜角肌间隙

    D. 不穿过斜角肌间隙　　E. 发出椎动脉

16. 关于浆膜性心包，下列说法正确的是（　）

    A. 是心包的外层　　　　　　　　B. 是心包的内层

    C. 脏层与壁层之间为心包腔　　　D. 与纤维性心包之间有心包腔

    E. 分脏层和壁层

17. 腹腔干发出（　）

    A. 胃左动脉　　　　　　B. 肾动脉　　　　　　　C. 肝总动脉

    D. 脾动脉　　　　　　　E. 胃右动脉

18. 营养下消化道的动脉可来自（　）

    A. 腹腔干　　　　　　　B. 肠系膜下动脉　　　　C. 肠系膜上动脉

    D. 髂内动脉　　　　　　E. 回结肠动脉

19. 分布于上消化道的动脉分别来自（　）

    A. 脾动脉　　　　　　　B. 腹腔干　　　　　　　C. 肠系膜上动脉

    D. 肝固有动脉　　　　　E. 肠系膜下动脉

20. 分布于肾上腺的动脉分别来自于（　）

    A. 腹腔干　　　　　　　B. 肾动脉　　　　　　　C. 脾动脉

    D. 膈下动脉　　　　　　E. 腹主动脉

21. 分布于直肠和肛管的动脉分别来自（　）

    A. 髂外动脉　　　　　　B. 肠系膜下动脉　　　　C. 髂内动脉

    D. 肠系膜上动脉　　　　E. 阴部内动脉

22. 关于心包，下列说法正确的是（　）

    A. 内层为浆膜性心包　　　　　　B. 外层为纤维性心包

    C. 浆膜性心包壁层又称心外膜　　D. 浆膜性心包脏层又称心外膜

    E. 浆膜性心包脏、壁层之间为心包腔

23. 只有在右心室内才可见到的结构是（　）

    A. 三尖瓣　　　　　　　B. 室上嵴　　　　　　　C. 肉柱

    D. 隔缘肉柱　　　　　　E. 前室间支

◇名词解释

1. 动脉

2. 静脉

3. 血液循环

4. 节制带（隔缘肉柱）

5. 动脉韧带

6. 心包横窦

7. 心包斜窦

8. 体循环

9. 肺循环

10. 颈动脉窦

11. 掌浅弓

12. 掌深弓

13. 颈动脉小球

◇简答题

1. 右心室可分为哪几个部分？说明其位置及入口和出口。

2. 右心房有哪些主要结构？

3. 右心室有哪些主要结构？

4. 窦房结和房室结各位于什么部位？

5. 心的静脉血由哪几个途径回心？冠状窦主要属支有哪几条？

6. 主动脉可区分为哪几部？升主动脉的分支有哪几条？降主动脉可分哪两部分？

7. 简述化学感受器和压力感受器的部位和功能。

8. 腹主动脉有哪些壁支和脏支？

9. 出入心底的大血管有哪些？

10. 左心室腔内可见哪些结构？

11. 心传导系包括哪些结构？

12. 颈外动脉有哪些主要分支？

13. 甲状腺有哪些血管分布？

14. 腹主动脉的脏支（一级分支）有哪些？

15. 胃有哪些动脉分布？

16. 肠系膜上动脉有哪些分支？

17. 结肠有哪些动脉分布？

第二节 静脉与淋巴习题

◇**A1 型题**

1. 关于静脉的说法，正确的是（   ）

    A. 浅静脉与浅动脉伴行   B. 管壁相对较动脉厚

C. 所有的静脉都有静脉瓣   D. 体循环静脉分深浅两种

E. 管腔比相应动脉小

2. 静脉角（　　）

A. 位于锁骨中点的后方   B. 位于胸锁关节的后方

C. 由两侧头臂静脉汇合而成   D. 有浅静脉注入

E. 以上均不对

3. 颈内静脉（　　）

A. 直接注入上腔静脉   B. 与颈外动脉伴行   C. 注入头臂静脉

D. 注入锁骨下静脉   E. 是浅静脉

4. 肘正中静脉（　　）

A. 起于手背静脉网正中   B. 大多注入肱静脉

C. 属于深静脉   D. 属于浅静脉

E. 连接桡静脉和尺静脉

5. 关于奇静脉，下列说法正确的是（　　）

A. 注入头臂静脉   B. 注入上腔静脉

C. 起自左腰升静脉   D. 收集乳房静脉的血液

E. 收集胸廓内静脉的血液

6. 关于小隐静脉，下列说法正确的是（　　）

A. 行于外踝后方   B. 行于外踝前方   C. 起于足背静脉弓内侧

D. 注入胫后静脉   E. 无静脉瓣

7. 关于肝门静脉，下列说法正确的是（　　）

A. 注入下腔静脉   B. 注入肝静脉   C. 无静脉瓣

D. 没有侧副循环   E. 只有肠系膜上、下静脉注入

8. 胸导管不收集（　　）

A. 左上半身的淋巴   B. 左下半身的淋巴   C. 右下半身的淋巴

D. 右上半身的淋巴   E. 左下肢的淋巴

9. 关于右淋巴导管，下列说法正确的是（　　）

A. 收集右上半身的淋巴   B. 收集右下半身的淋巴

C. 收集右下肢的淋巴   D. 是最长的淋巴导管

E. 收集全身 1/2 的淋巴

10. 关于头静脉，下列说法正确的是（　　）

A. 起于手背静脉网桡侧   B. 起于手背静脉网尺侧

C. 注入肱静脉   D. 注入贵要静脉

E. 是深静脉

11. 关于副半奇静脉，下列说法正确的是（　　）

A. 起于左腰升静脉   B. 起于右腰升静脉

C. 注入半奇静脉　　　　　　　　　　D. 收集左下部肋间后动脉的血液

E. 注入上腔静脉

12. 关于睾丸静脉，下列说法正确的是（　　）

    A. 均注入下腔静脉　　　　　　　　　B. 右侧的注入下腔静脉

    C. 左侧的注入下腔静脉　　　　　　　D. 均注入肾静脉

    E. 注入肾上腺静脉

13. 关于人体的淋巴干，下列说法正确的是（　　）

    A. 有 8 条　　　　　　B. 有 9 条　　　　　　C. 不成对的有两条

    D. 都注入胸导管　　　E. 注入静脉角

14. 关于颈外静脉，下列说法正确的是（　　）

    A. 是颈部最粗大的浅静脉　　　　　　B. 由枕静脉和面静脉合成

    C. 注入颈内静脉　　　　　　　　　　D. 注入头臂静脉

    E. 位于胸锁乳突肌深方

15. 上腔静脉由左、右（　　）

    A. 头臂静脉合成　　　　　　　　　　B. 锁骨下静脉合成

    C. 颈内静脉合成　　　　　　　　　　D. 头臂干合成

    E. 锁骨下静脉和颈内静脉合成

16. 关于头臂静脉，下列说法正确的是（　　）

    A. 只有一条　　　　　　　　　　　　B. 由两侧颈内静脉合成

    C. 由颈内静脉与锁骨下静脉合成　　　D. 由两侧的锁骨下静脉合成

    E. 在胸锁关节后注入上腔静脉

17. 关于大隐静脉，下列说法正确的是（　　）

    A. 是下肢的深静脉　　　　　　　　　B. 起自足背静脉弓的外侧

    C. 起自足背静脉弓的内侧　　　　　　D. 注入腘静脉

    E. 注入胫静脉

18. 关于淋巴管，下列说法正确的是（　　）

    A. 管径是均匀一致的　　　　　　　　B. 始终与血管伴行

    C. 存在于所有的器官组织内　　　　　D. 有大量瓣膜

    E. 最终汇入右淋巴导管

19. 关于胸导管，下列说法正确的是（　　）

    A. 经膈的食管裂孔入胸腔　　　　　　B. 经膈的主动脉裂孔入胸腔

    C. 沿食管前方上行　　　　　　　　　D. 接纳右支气管纵隔干

    E. 经腔静脉孔入胸腔

20. 胸导管常注入（　　）

    A. 左静脉角　　　　　　B. 右静脉角　　　　　　C. 右锁骨下静脉

    D. 右头臂静脉　　　　　E. 左锁骨下静脉

21. 关于脾，下列说法正确的是（　　）
    A. 为扁圆形中空性器官
    B. 位于右季肋区
    C. 被第 9 ~ 11 肋覆盖
    D. 后缘有 2 ~ 3 个脾切迹
    E. 位于腹上区

◇**B1 型题**

（1 ~ 4 共用备选答案）
    A. 上腔静脉
    B. 下腔静脉
    C. 门静脉
    D. 腋静脉
    E. 股静脉

1. 奇静脉注入（　　）

2. 肝静脉注入（　　）

3. 胆囊静脉注入（　　）

4. 头静脉注入（　　）

（5 ~ 10 题共用备选答案）
    A. 胸导管
    B. 右淋巴导管
    C. 乳糜池
    D. 左静脉角
    E. 右静脉角

5. 肠干注入（　　）

6. 右支气管纵隔干注入（　　）

7. 左颈干注入（　　）

8. 腰干注入（　　）

9. 胸导管注入（　　）

10. 左锁骨下干注入（　　）

◇**X 型题**

1. 大隐静脉（　　）
    A. 注入髂外静脉
    B. 注入股静脉
    C. 起于足背静脉弓内侧
    D. 经内踝前方
    E. 属支有小隐静脉

2. 下腔静脉的属支为（　　）
    A. 肝静脉
    B. 左睾丸静脉
    C. 右睾丸静脉
    D. 腰静脉
    E. 髂外静脉

3. 肝门 – 腔静脉侧副吻合所通过的部位有（　　）
    A. 肝
    B. 胃
    C. 脾
    D. 脐周围
    E. 食管

4. 上肢的浅静脉有（　　）
    A. 桡静脉
    B. 贵要静脉
    C. 头静脉
    D. 尺静脉
    E. 肱静脉

5. 头臂静脉（　　）
    A. 由颈内、外静脉合成
    B. 注入上腔静脉
    C. 左右各有一条

D. 有甲状腺下静脉注入　　　　E. 有甲状腺上静脉注入

6. 大隐静脉的属支有（　　）

    A. 股内侧浅静脉　　　　B. 股外侧浅静脉　　　　C. 腹壁浅静脉

    D. 旋髂浅静脉　　　　E. 阴部外静脉

7. 关于静脉，说法正确的是（　　）

    A. 与动脉相比内压较高　　　　B. 起于毛细血管网

    C. 总容积大于动脉的总容积　　　　D. 四肢深静脉与动脉伴行

    E. 头颈部静脉大多无静脉瓣

8. 关于深静脉和浅静脉的说法，正确的是（　　）

    A. 浅静脉位于皮下组织内　　　　B. 浅静脉不与动脉伴行

    C. 深静脉常作为静脉注射的部位　　　　D. 深静脉大多数与动脉伴行

    E. 深、浅静脉之间有丰富的吻合

9. 肺静脉（　　）

    A. 有静脉瓣　　　　B. 没有静脉瓣　　　　C. 左右各一支

    D. 左右各有两支　　　　E. 注入左心房

10. 锁骨下静脉（　　）

    A. 是肱静脉的延续　　　　B. 是腋静脉的延续　　　　C. 自第 1 肋内缘起始

    D. 注入头静脉　　　　E. 属支主要有颈外静脉

11. 腋淋巴结有（　　）

    A. 外侧群　　　　B. 内侧群　　　　C. 中央群

    D. 肩胛上群　　　　E. 腋尖群

12. 贵要静脉（　　）

    A. 位于上肢桡侧　　　　B. 位于上肢尺侧　　　　C. 起于手背静脉尺侧

    D. 起于手背静脉网桡侧　　　　E. 注入腋静脉或肱静脉

13. 腹股沟浅淋巴结收集（　　）

    A. 大腿部的浅淋巴管　　　　B. 足外侧缘的浅淋巴管

    C. 足背内侧浅淋巴管　　　　D. 小腿后外侧部浅淋巴管

    E. 大腿外侧部的浅淋巴管

14. 奇静脉（　　）

    A. 起自左腰升静脉

    B. 起自右腰升静脉

    C. 注入上腔静脉

    D. 沟通上、下腔静脉系的主要途径之一

    E. 不能沟通上、下腔静脉系

15. 头静脉（　　）

    A. 起于手背静脉网的尺侧　　　　B. 由颈内静脉和锁骨下静脉汇合而成

    C. 起于手背静脉网的桡侧　　　　D. 注入上腔静脉

E. 注入腋静脉

16. 静脉瓣　（　　　）

A. 由静脉壁的内膜折叠形成　　　　　　B. 以头颈部静脉为多

C. 以下肢静脉为多　　　　　　　　　　D. 瓣膜顺血流开放

E. 是防止血液逆流的重要装置

17. 肝门静脉的属支有　（　　　）

A. 肠系膜上静脉　　　　B. 肠系膜下静脉　　　　C. 胃左静脉

D. 胃右静脉　　　　　　E. 脾静脉

18. 乳糜池　（　　　）

A. 是胸导管起始处的囊状膨大　　　　　B. 由左、右腰干汇合而成

C. 由左、右腰干和肠干汇合而成　　　　D. 位于第 1 腰椎体前方

E. 位于第 2 腰椎体前方

19. 胸导管在注入左静脉角之前，接纳　（　　　）

A. 左支气管纵隔干　　　　B. 右支气管纵隔干　　　　C. 左颈干

D. 右颈干　　　　　　　　E. 左锁骨下干

◇名词解释

1. 静脉角

2. 乳糜池

3. 卵圆窝

4. 脾切迹

◇简答题

1. 试比较动、静脉的特点。

2. 体循环包括哪几个静脉系统？

3. 上腔静脉由哪两条静脉合成？其属支有哪些？

4. 简述头臂静脉的合成和属支。

5. 简述颈内静脉的起始和属支。

6. 简述下腔静脉的合成和属支。

7. 说明门静脉的合成及特点。

8. 门静脉有哪些主要属支？

9. 上腔静脉收集身体哪些部分的静脉血？

10. 面静脉有何特点？如何与海绵窦相交通？

11. 门静脉主要通过哪几处静脉丛与上、下腔静脉系之间形成吻合？

12. 全身的淋巴干共有几条？

13. 胸导管收集身体哪些部分的淋巴？右淋巴导管收集身体哪些部分的淋巴？

14. 胸导管在何处如何起始？如何进入胸腔？

第十一章　内脏学习题

第一节　呼吸系统习题

◇**A1 型题**

1. 属于下呼吸道的是（　）
   A. 口腔　　　　　　　　B. 鼻　　　　　　　　C. 咽
   D. 喉　　　　　　　　　E. 气管

2. 不参与构成鼻中隔的是（　）
   A. 鼻中隔软骨　　　　　B. 筛骨垂直板　　　　C. 犁骨
   D. 鼻骨　　　　　　　　E. 黏膜

3. 鼻出血的好发部位是（　）
   A. 鼻腔顶部　　　　　　B. 鼻腔后部　　　　　C. 鼻腔外侧壁
   D. 鼻中隔后上部　　　　E. 鼻中隔前下部

4. 不开口于中鼻道的是（　）
   A. 额窦　　　　　　　　B. 上颌窦　　　　　　C. 筛窦前群小房
   D. 筛窦中群小房　　　　E. 蝶窦

5. 开口于上鼻道的是（　）
   A. 筛窦前群小房　　　　B. 筛窦中群小房　　　C. 筛窦后群小房
   D. 额窦　　　　　　　　E. 上颌窦

6. 蝶窦开口于（　）
   A. 上鼻道　　　　　　　B. 中鼻道　　　　　　C. 下鼻道
   D. 蝶筛隐窝　　　　　　E. 鼻中隔

7. 成年人喉介于（　）
   A. 第 2～5 颈椎之间　　B. 第 3～6 颈椎之间　C. 第 2～7 颈椎之间
   D. 第 3～6 胸椎之间　　E. 第 3～7 胸椎之间

8. 成对的喉软骨是（　）
   A. 甲状软骨　　　　　　B. 环状软骨　　　　　C. 会厌软骨
   D. 杓状软骨　　　　　　E. 气管软骨

9. 形成喉结的软骨是（　）
   A. 甲状软骨　　　　　　B. 环状软骨　　　　　C. 会厌软骨
   D. 杓状软骨　　　　　　E. 气管软骨

10. 呼吸道中惟一完整的软骨环是（　　）
    A. 甲状软骨　　　　　B. 环状软骨　　　　　C. 会厌软骨
    D. 杓状软骨　　　　　E. 气管软骨

11. 呼吸道中最狭窄的部位是（　　）
    A. 鼻孔　　　　　　　B. 鼻后孔　　　　　　C. 喉口
    D. 前庭裂　　　　　　E. 声门裂

12. 喉炎时容易水肿的部位是（　　）
    A. 喉口黏膜　　　　　B. 喉前庭黏膜　　　　C. 喉中间腔黏膜
    D. 喉室黏膜　　　　　E. 声门下腔黏膜

13. 关于气管，错误的是（　　）
    A. 气管上接甲状软骨
    B. 气管位于食管前面
    C. 气管在胸骨角平面分为左、右主支气管
    D. 气管软骨呈"C"形
    E. 气管隆嵴位于气管杈内面

14. 关于右主支气管，错误的是（　　）
    A. 较左主支气管垂直　　　　B. 较左主支气管短
    C. 较左主支气管粗　　　　　D. 在肺门处分为两个肺叶支气管
    E. 气管异物多坠入右主支气管

15. 不参与构成肺根的是（　　）
    A. 肺动脉　　　　　　B. 肺静脉　　　　　　C. 叶支气管
    D. 神经　　　　　　　E. 淋巴管

16. 关于肺的描述，不正确的是（　　）
    A. 位于胸膜腔内　　　　　　B. 形似圆锥形
    C. 左肺狭长，右肺宽短　　　D. 左肺分上、下两叶
    E. 右肺分上、中、下 3 叶

17. 胸膜腔位于（　　）
    A. 胸壁和膈之间　　　　　　B. 胸膜和肺之间
    C. 胸壁和纵隔之间　　　　　D. 肋胸膜和纵隔胸膜之间
    E. 壁胸膜和脏胸膜之间

18. 关于胸膜腔，正确的是（　　）
    A. 胸膜腔位于胸腔内　　B. 胸膜腔左、右各一　　C. 胸膜腔内含少量浆液
    D. 胸膜腔内呈负压　　　E. 以上都正确

19. 肋膈隐窝位于（　　）
    A. 肋胸膜和纵隔胸膜之间　　B. 肋胸膜和膈胸膜之间
    C. 肋胸膜和胸膜顶之间　　　D. 壁胸膜和脏胸膜之间

E. 胸壁和纵隔之间

20. 纵隔境界中，错误的是（　　）

    A. 前界为肋骨　　　　　　B. 后界为脊柱胸段　　　C. 上达胸廓上口

    D. 向下至膈　　　　　　　E. 两侧界为纵隔胸膜

◇**B1 型题**

（1～3 题共用备选答案）

    A. 上鼻道　　　　　　　　B. 中鼻道　　　　　　　C. 下鼻道

    D. 鼻后空　　　　　　　　E. 蝶筛隐窝

1. 筛窦后群小房开口于（　　）

2. 额窦开口于（　　）

3. 鼻泪管开口于（　　）

（4～6 题共用备选答案）

    A. 喉腔的上口　　　　　　B. 两侧前庭襞之间　　　C. 两侧声襞之间

    D. 每侧前庭襞和声襞之间　E. 声门下腔

4. 前庭裂位于（　　）

5. 声门裂位于（　　）

6. 喉室位于（　　）

（7～9 题共用备选答案）

    A. 环甲关节　　　　　　　B. 环杓关节　　　　　　C. 弹性圆锥

    D. 甲状舌骨膜　　　　　　E. 环气管韧带

7. 环状软骨、甲状软骨之间的连结是（　　）

8. 环状软骨、杓状软骨之间的连结是（　　）

9. 环状软骨、甲状软骨、杓状软骨之间的连结是（　　）

（10～12 题共用备选答案）

    A. 第 3 颈椎下缘平面　　　B. 第 6 颈椎下缘平面　　C. 颈静脉切迹平面

    D. 胸骨角平面　　　　　　E. 第 6 胸椎平面

10. 气管起始处位于（　　）

11. 气管分杈处位于（　　）

12. 上、下纵隔分界处位于（　　）

（13～15 题共用备选答案）

    A. 胸膜顶　　　　　　　　B. 肋胸膜　　　　　　　C. 膈胸膜

    D. 纵隔　　　　　　　　　E. 肋膈隐窝

13. 高出锁骨内侧 1/3 上方 2～3cm 的是（　　）

14. 两侧纵隔胸膜之间所有的结构总称（　　）

15. 胸膜腔的最低部位是（　　）

◇**X 型题**

1. 上呼吸道包括 （ ）

   A. 鼻   B. 咽   C. 喉

   D. 气管   E. 主支气管

2. 开口于中鼻道的有 （ ）

   A. 上颌窦   B. 额窦   C. 筛窦前群小房

   D. 筛窦中群小房   E. 筛窦后群小房

3. 喉黏膜形成的结构是 （ ）

   A. 会厌   B. 弹性圆锥   C. 前庭襞

   D. 声韧带   E. 声襞

4. 关于声门裂的描述，正确的是 （ ）

   A. 位于喉口   B. 介于两侧前庭襞之间

   C. 介于两侧声襞之间   D. 介于两侧喉室之间

   E. 是喉腔中最狭窄的部位

5. 关于气管的叙述，正确的是 （ ）

   A. 上接环状软骨

   B. 位于食管前方

   C. 可分为颈部、胸部两部分

   D. 甲状腺峡部位于第 2～4 气管软骨前方

   E. 气管切开术常在第 3～5 气管软骨处进行

6. 关于肺，正确的描述是 （ ）

   A. 肺尖突至颈根部   B. 肺底中部有肺门

   C. 肺借肺根连于纵隔   D. 左肺有斜裂和水平裂

   E. 右肺有斜裂

7. 壁胸膜包括 （ ）

   A. 肺胸膜   B. 肋胸膜   C. 膈胸膜

   D. 纵隔胸膜   E. 胸膜顶

8. 肋膈隐窝 （ ）

   A. 是胸膜腔的一部分   B. 左、右各一

   C. 相互连通   D. 位于肋胸膜和膈胸膜相互移行处

   E. 深吸气时肺下缘不能伸入其内

9. 关于胸膜前界的体表投影，下列描述正确的是 （ ）

   A. 胸膜前界是肋胸膜和纵隔胸膜前缘之间的返折线

   B. 起自锁骨内侧 1/3 上方 2～3cm 处

   C. 行经胸锁关节后方

   D. 右侧至第 6 胸肋关节

E. 左侧至第 6 肋软骨

10. 纵隔内的结构包括 （ ）

    A. 喉   B. 气管   C. 食管

    D. 肺   E. 心

◇名词解释

1. 上呼吸道
2. 鼻中隔
3. 弹性圆锥
4. 声带
5. 喉中间腔
6. 气管杈
7. 气管隆嵴
8. 肺门
9. 肺根
10. 支气管树
11. 支气管肺段
12. 胸膜
13. 胸腔
14. 胸膜顶
15. 肋膈隐窝

◇简答题

1. 简述呼吸系统的组成和功能。
2. 简述鼻腔黏膜的分部和特点。
3. 试述喉的位置。
4. 简述喉腔的分布和结构。
5. 简述左右主支气管的特点及临床意义。
6. 试述肺的位置、形态和分叶。
7. 胸腔与胸膜腔之间有什么不同？
8. 简述胸膜的分部。
9. 简述肺和胸膜下界的体表投影。
10. 何为纵隔，分布如何？

第二节　消化系统习题

◇A1 型题

1. 内脏 （ ）

  A. 包括消化、呼吸和泌尿 3 个系统

  B. 全部位于胸、腹腔内

  C. 各系统都借孔、道直接或间接与外界相通

  D. 心是内脏器官

  E. 脾也是内脏器官

2. 不属于内脏的系统是 （ ）

  A. 泌尿系统   B. 脉管系统   C. 生殖系统

  D. 呼吸系统   E. 消化系统

3. 属中空性器官的是 （ ）

  A. 肾、输尿管、膀胱   B. 气管、肺   C. 胃、肝

  D. 盲肠、阑尾、胰   E. 输卵管、子宫

4. 属实质性器官的是 （ ）

  A. 肝、胰   B. 主支气管、肺   C. 肾、输尿管

  D. 前列腺、输精管   E. 卵巢、子宫

5. 有"门"的器官是 （ ）

  A. 横结肠   B. 肾   C. 输卵管

  D. 气管   E. 胃

6. 上消化道不包括 （ ）

  A. 口腔   B. 十二指肠   C. 空肠

  D. 胃   E. 食管

7. 下消化道不包括 （ ）

  A. 盲肠   B. 十二指肠   C. 回肠

  D. 结肠   E. 直肠

8. 对口腔的描述中，错误的为 （ ）

  A. 向前经口通外界

  B. 向后经咽峡与咽相通

  C. 口腔两侧为颊

  D. 口底由黏膜、肌和皮肤组成

  E. 当上、下牙列咬合时，口腔前庭与固有口腔互不相通

9. 腭 （ ）

  A. 前 1/3 为硬腭

  B. 软腭由横纹肌和黏膜构成

  C. 软腭又称腭帆

  D. 自腭帆向两侧的弓形皱襞，前方一对称腭咽弓

  E. 腭垂位于腭咽弓与腭舌弓之间

10. 舌 （ ）

A. 为肌性器官，表面被覆黏膜

B. 界沟之后为舌根，占舌的后 1/3

C. 舌扁桃体位于舌根部的黏膜内

D. 丝状乳头不含味蕾

E. 以上全对

11. 舌肌（　　）

A. 为舌外肌，受舌咽神经支配

B. 属于舌骨下肌群

C. 一侧瘫痪，伸舌时舌尖偏向患侧

D. 一侧收缩，舌尖偏向同侧

E. 受舌下神经支配，为舌内肌

12. 牙（　　）

A. 可分为牙冠和牙根两部　　　　B. 牙腔内有牙髓

C. 牙完全由牙本质构成　　　　　D. 乳牙和恒牙均有前磨牙

E. 牙冠和牙根的表面均覆有釉质

13. 5╀表示（　　）

A. 右下颌第 2 前磨牙　　B. 左下颌第 2 前磨牙　　C. 右下颌第 2 乳磨牙

D. 左下颌第 2 乳磨牙　　E. 左下颌第 2 磨牙

14．╀Ⅲ 表示（　　）

A. 右上颌尖牙　　　　B. 左上颌尖牙　　　　C. 右上颌乳尖牙

D. 左上颌乳尖牙　　　E. 左上颌第 1 前磨牙

15. 大唾液腺（　　）

A. 最大的一对为腮腺，腮腺管开口于舌下襞

B. 最小的一对为下颌下腺

C. 舌下腺小管也开口于舌下阜

D. 3 对大唾液腺均有导管开口于舌下阜

E. 腮腺管开口于平对上颌第 2 磨牙的颊黏膜处

16. 咽（　　）

A. 是消化道与呼吸道的共同通道

B. 鼻咽有梨状隐窝，常为异物滞留处

C. 口咽经咽鼓管咽口，借咽鼓管通中耳鼓室

D. 喉咽向下移行于喉腔

E. 咽隐窝为喉口两侧的深凹

17. 关于食管，下列说法正确的是（　　）

A. 成人的食管长约 40cm

B. 食管的第 1 狭窄距中切牙约 25cm

C. 食管的第 2 狭窄在其与左支气管交叉处

D. 食管按行程可分为 3 段，其中腹段最长

E. 食管的第 3 狭窄位于其与贲门相接处

18. 胃　（　　）

A. 中等度充盈时，大部分位于左季肋区和腹上区

B. 幽门窦又称幽门部

C. 胃底位于胃的最低部

D. 幽门管位于幽门窦的右侧部

E. 角切迹位于胃大弯的最低处

19. 小肠　（　　）

A. 又称系膜小肠

B. 分空肠和回肠两部分

C. 包括十二指肠、空肠和回肠三部分

D. 空肠黏膜有集合淋巴滤泡

E. 回肠黏膜环状襞高而密

20. 十二指肠　（　　）

A. 呈 C 形包绕胰体

B. 上部又称球部

C. 降部前外侧壁有十二指肠大乳头

D. 降部于第 1～3 腰椎的右侧及右肾内侧缘前面下降

E. 水平部续空肠

21. 大肠　（　　）

A. 各部均有结肠带、结肠袋和肠脂垂

B. 盲肠为大肠的起始部，位于右髂窝

C. 结肠可分为升结肠、横结肠和降结肠三部分

D. 直肠的会阴曲凸向后

E. 阑尾的末端连于盲肠

22. 不属于肛管的结构是　（　　）

A. 肛窦　　　　　　　　　B. 肛柱　　　　　　　　　C. 肛瓣

D. 齿状线　　　　　　　　E. 直肠横襞

23. 肝　（　　）

A. 位于右季肋区和腹上区

B. 上界在右锁骨中线平第 5 肋

C. 上面凹凸不平，可分为 4 叶

D. 前下缘（即下缘前部）钝圆

E. 肝静脉由肝门出肝

24. 胆囊（　　）

A. 为分泌胆汁的器官

B. 位于肝的胆囊窝内

C. 后端圆钝为胆囊底

D. 胆囊管和肝左、右管合成胆总管

E. 胆囊底的体表投影位于锁骨中线与肋弓相交处

25. 胰（　　）

A. 兼有内、外两分泌部，分泌物全由胰管输送

B. 在第1、2腰椎水平横贴于腹后壁

C. 位于胃的前方

D. 可分头、颈、体、尾四部分

E. 胰管与肝总管汇合后共同开口于十二指肠大乳头

◇B1 型题

（1～4 题共用备选答案）

A. 舌扁桃体　　　　　B. 咽扁桃体　　　　　C. 梨状隐窝

D. 腭扁桃体　　　　　E. 咽隐窝

1. 位于咽上壁后部的是（　　）

2. 位于扁桃体窝的是（　　）

3. 位于舌根部黏膜内的是（　　）

4. 位于喉口两侧的是（　　）

（5～8 题共用备选答案）

A. 十二指肠上部（球部）　B. 十二指肠升部　　C. 十二指肠降部

D. 十二指肠水平部　　　　E. 十二指肠空肠曲

5. 胆总管和胰管开口于（　　）

6. 十二指肠溃疡好发于（　　）

7. 十二指肠悬肌附于（　　）

8. 肠系膜上血管的后方为（　　）

（9～12 题共用备选答案）

A. 肝圆韧带裂　　　　B. 静脉韧带裂　　　　C. 胆囊窝

D. 腔静脉沟　　　　　E. 肝门静脉

9. 肝右侧纵沟后部是（　　）

10. 肝左侧纵沟前部是（　　）

11. 肝左侧纵沟后部是（　　）

12. 肝右侧纵沟前部是（　　）

（13～17 题共用备选答案）

　　A. 肛梳　　　　　　　B. 肛管　　　　　　　C. 肛柱

　　D. 齿状线　　　　　　E. 白线

13. 直肠穿过盆膈开口于肛门的一段管道称（　　）

14. 肛门内括约肌于肛门外括约肌之间的环形线称（　　）

15. 肛管内的纵形黏膜皱壁称（　　）

16. 肛管黏膜与皮肤的分界线称（　　）

17. 肛门内括约肌紧缩形成的环状带称（　　）

◇**X 型题**

1. 属于内脏的器官是（　　）

　　A. 十二指肠　　　　　B. 心　　　　　　　　C. 肺

　　D. 脾　　　　　　　　E. 膀胱

2. 属于内脏的系统是（　　）

　　A. 内分泌系统　　　　B. 生殖系统　　　　　C. 呼吸系统

　　D. 消化系统　　　　　E. 泌尿系统

3. 属于实质性器官的是（　　）

　　A. 肝　　　　　　　　B. 胰　　　　　　　　C. 肺

　　D. 肾　　　　　　　　E. 膀胱

4. 属胸壁标志线的是（　　）

　　A. 肩胛线　　　　　　B. 锁骨中线　　　　　C. 左、右垂线

　　D. 前、后正中线　　　E. 上、下横线

5. 属腹下部分区的是（　　）

　　A. 左、右季肋区　　　　　　　B. 左、右腹外侧区（腰区）

　　C. 左、右腹股沟区（髂区）　　D. 耻区

　　E. 脐区

6. 属腹上部分区的是（　　）

　　A. 左、右腹外侧区　　B. 左、右季肋区　　　C. 腹上区

　　D. 脐区　　　　　　　E. 耻区

7. 属于上消化道的器官有（　　）

　　A. 咽　　　　　　　　B. 空肠　　　　　　　C. 食管

　　D. 十二指肠　　　　　E. 回肠

8. 属于下消化道的器官有（　　）

　　A. 回肠　　　　　　　B. 十二指肠　　　　　C. 阑尾

　　D. 结肠　　　　　　　E. 直肠

9. 含味蕾的结构有（　　）

　　A. 轮廓乳头　　　　　B. 叶状乳头　　　　　C. 丝状乳头

D. 菌状乳头　　　　　　　E. 舌扁桃体

10. 关于 3 对大的口腔腺（唾腺腺），下列说法正确的是（　　）

A. 腮腺为最大的一对

B. 舌下腺为最小的一对

C. 下颌下腺位于下颌体内面的下颌下腺凹处

D. 腮腺管开口于平对上颌第 2 前磨牙的颊黏膜处

E. 舌下腺大管常与下颌下腺管共同开口于舌下阜

11. 咽（　　）

A. 位于颈椎前方

B. 上固着于颅底（或上起颅底）

C. 下于第 6 颈椎体下缘平面移行于气管

D. 口咽部向前经咽峡通口腔

E. 咽隐窝和梨状隐窝均位于喉咽

12. 食管（　　）

A. 按其行程可分颈、胸、腹 3 段

B. 上端于第 6 颈椎体下缘平面续咽

C. 第 1 个狭窄在食管起始处

D. 第 2 个狭窄距中切牙约 25cm

E. 第 3 个狭窄位于其与胃相接处

13. 胃（　　）

A. 属于上消化道

B. 在中等充盈时，大部分位于腹上区，小部分位于左季肋区

C. 入口附近称贲门部

D. 胃的中间部分称胃体

E. 幽门部又分为幽门窦幽门管

14. 小肠（　　）

A. 可分为十二指肠、空肠、回肠和盲肠等部分

B. 空肠和回肠又称系膜小肠

C. 十二指肠球黏膜面光滑无环状襞

D. 空、回肠黏膜均有孤立淋巴滤泡

E. 空肠黏膜还有集合淋巴滤泡

15. 大肠（　　）

A. 结肠和盲肠具有结肠带、结肠袋和肠脂垂

B. 盲肠位于右髂窝，为大肠的起始部

C. 阑尾根部连于盲肠的后内侧壁

D. 结肠均为腹膜内位器官

E. 直肠骶曲凸向前方

16. 肛管（　　）

A. 上续直肠，末端终于肛门

B. 内面有纵行的黏膜皱襞，称肛柱

C. 肛瓣与肛柱下端共同围成的小隐窝称肛窦

D. 齿状线下方，宽约 1cm 微凸的环形带为痔环

E. 肛门括约肌为随意肌

17. 肝（　　）

A. 上面与膈相触，由镰状韧带分为左、右两叶

B. 脏面有近似 H 形的沟

C. 右纵沟前部为胆囊窝

D. 出入肝门的结构有肝动、静脉和肝管

E. 前下缘（下缘前部）锐利

18. 肝（　　）

A. 主要（或大部分）位于右季肋区和腹上区

B. 上界在右锁骨中线平第 4 肋

C. 出入肝门的结构中无肝静脉

D. 方叶位于肝门之后

E. 前下缘（或下缘前部）钝圆

19. 肝外胆道包括（　　）

A. 胆囊　　　　　　　　B. 肝左管和肝右管　　　C. 胰管

D. 肝总管　　　　　　　E. 胆总管

20. 胰（　　）

A. 外分泌部分泌胰液，在消化过程中起重要作用

B. 胰液由胰管排泄

C. 前面隔网膜囊与胃后壁相邻

D. 位于第 1、2 腰椎水平横贴于腹后壁

E. 胰管与肝总管汇合后，共同开口于十二指肠大乳头

◇ 名词解释

1. 内脏

2. 锁骨中线

3. 肩胛线

4. 咽峡

5. 咽隐窝

6. 梨状隐窝

7. 幽门瓣

8. 回盲瓣

9. 齿状线

10. 肝门

11. 肝蒂

12. 十二指肠大乳头

13. 肝胰壶腹

◇ **简答题**

1. 按构造可将内脏器官分为哪几类？各举 3 个例子。

2. 胸部有哪些标志线？

3. 将腹部分为 3 部 9 区的标志线有哪些？如何画线？

4. 牙按形态和功能可分哪几类？举例说明如何用牙式来标示恒牙和乳牙？

5. 牙周组织包括哪些部分？

6. 咽的位置和分部如何？

7. 咽各部有哪些重要结构及各部的交通关节如何？

8. 试述胃的位置和分部。

9. 直肠的位置如何？直肠内面的形态如何？

10. 肛管内面有哪些结构？

11. 肝的位置和分叶如何？

12. 试述胆囊的位置、分部和功能。

13. 肝外胆道包括哪些部分？

14. 肝分泌的胆汁如何排入十二指肠？

第三节 泌尿系统习题

◇ **A1 型题**

1. 有关肾的叙述，错误的是（　　）

   A. 是腹膜外位器官   B. 左肾低于右肾半个椎体

   C. 成人肾门约平第 1 腰椎体   D. 第 12 肋斜过左肾中部后方

   E. 肾静脉注入下腔静脉

2. 呈扁漏斗状，出肾门后渐变细而移行为输尿管的是（　　）

   A. 肾窦   B. 肾盂   C. 肾小盏

   D. 肾大盏   E. 肾乳头

3. 肾皮质伸入肾髓质内的部分是（　　）

   A. 肾门   B. 肾窦   C. 肾柱

   D. 肾锥体   E. 肾乳头

4. 关于输尿管的叙述，错误的是 （ ）

    A. 为细长的肌性管道

    B. 沿腰大肌前面下行

    C. 在小骨盆入口处跨过髂总动脉分叉处

    D. 下端开口于膀胱体

    E. 在子宫颈外侧约 2cm 处有子宫动脉从其前方通过

5. 膀胱最下部称 （ ）

    A. 膀胱底　　　　　　　　B. 膀胱尖　　　　　　　　C. 膀胱颈

    D. 膀胱体　　　　　　　　E. 膀胱顶

6. 关于膀胱的说法，正确的是 （ ）

    A. 是一储尿器官　　　　　　　　　B. 膀胱底处有尿道内口

    C. 充盈时全部位于盆腔内　　　　　D. 成人膀胱容积为 100～300ml

    E. 男性膀胱低于女性膀胱

◇B1 型题

（1～4 题共用备选答案）

    A. 肾髓质　　　　　　　　B. 肾柱　　　　　　　　C. 肾蒂

    D. 肾小盏　　　　　　　　E. 肾门

1. 肾皮质深入到肾锥体间的部分是 （ ）

2. 肾锥体位于 （ ）

3. 和肾锥体直接有管道连通的结构是 （ ）

4. 肾窦和外界相通的结构是 （ ）

（5～8 题共用备选答案）

    A. 膀胱底　　　　　　　　B. 膀胱体　　　　　　　　C. 膀胱颈

    D. 膀胱尖　　　　　　　　E. 膀胱三角

5. 尿道内口开口于 （ ）

6. 膀胱前上方的结构称 （ ）

7. 输尿管穿过 （ ）

8. 前列腺贴近 （ ）

◇X 型题

1. 女性膀胱后面邻接的结构有 （ ）

    A. 子宫颈　　　　　　　　B. 子宫底　　　　　　　　C. 子宫体

    D. 直肠　　　　　　　　　E. 阴道

2. 以下描述正确的是 （ ）

    A. 膀胱的顶部被有腹膜

    B. 膀胱的底部有盆膈

C. 膀胱极度充盈时在耻骨联合上缘行膀胱穿刺可不经腹膜腔

D. 膀胱的前面贴近耻骨联合

E. 膀胱的后面贴骶尾骨

3. 男性膀胱后面毗邻的结构有（　　）

    A. 直肠　　　　　　　　　　B. 精囊腺　　　　　　　　　　C. 尿道

    D. 输精管末端　　　　　　　　E. 骶尾骨

◇名词解释

1. 肾区

2. 膀胱三角

3. 肾门

4. 肾窦

5. 肾蒂

6. 肾盂

◇简答题

1. 肾冠状切面上肉眼可见到哪些结构？

2. 输尿管的狭窄位于何处？有何临床意义？

3. 简述肾的被膜和特点。

第四节　生殖系统习题

◇A1 型题

1. 不成对的男性生殖器官是（　　）

    A. 前列腺　　　　　　　　　　B. 精囊　　　　　　　　　　C. 尿道球腺

    D. 睾丸　　　　　　　　　　　E. 附睾

2. 男性生殖腺是（　　）

    A. 前列腺　　　　　　　　　　B. 睾丸　　　　　　　　　　C. 精囊

    D. 尿道球腺　　　　　　　　　E. 附睾

3. 分泌雄性激素的细胞位于（　　）

    A. 前列腺　　　　　　　　　　B. 尿道球腺　　　　　　　　C. 精曲小管

    D. 睾丸间质　　　　　　　　　E. 附睾

4. 精索内不含有（　　）

    A. 输精管　　　　　　　　　　B. 睾丸血管　　　　　　　　C. 射精管

    D. 神经　　　　　　　　　　　E. 淋巴管

5. 精子的产生部位是（　　）

    A. 白膜　　　　　　　　　　　B. 睾丸网　　　　　　　　　C. 精曲小管

D. 睾丸间质   E. 附睾

6. 储存精子的器官是（　　）

     A. 睾丸   B. 附睾   C. 精囊

     D. 膀胱   E. 射精管

7. 正常情况下睾丸位于（　　）

     A. 盆腔内   B. 附睾后外侧   C. 阴囊内

     D. 腹腔内   E. 腹股沟管内

8. 睾丸（　　）

     A. 内侧邻接附睾

     B. 睾丸间质是产生精子的部位

     C. 后缘有血管、神经和淋巴管出入

     D. 外形似蚕豆

     E. 精曲小管分泌雄激素

9. 对精囊的描述，正确的是（　　）

     A. 是贮存精子的囊袋   B. 开口于尿道海绵体部

     C. 位于膀胱底后方   D. 位于输精管末端内侧

     E. 是圆形的囊状器官

10. 参与组成精索的是（　　）

     A. 输精管   B. 腹股沟管   C. 附睾管

     D. 精曲小管   E. 射精管

11. 射精管开口于（　　）

     A. 尿道起始部   B. 尿道膜部   C. 尿道前列腺部

     D. 尿道海绵体部   E. 前尿道

12. 精囊位于（　　）

     A. 膀胱的下方   B. 输精管壶腹的外侧   C. 输精管壶腹的内侧

     D. 前列腺的下方   E. 阴茎的后下方

13. 关于阴囊的描述，错误的是（　　）

     A. 阴囊是由皮肤和肉膜构成   B. 位于阴茎的后下方

     C. 容纳睾丸和附睾   D. 肉膜由致密结缔组织构成

     E. 可调节阴囊内的温度

14. 关于男性尿道的描述，错误的是（　　）

     A. 起于膀胱底   B. 终于阴茎头的尿道外口

     C. 有三个狭窄和两个弯曲   D. 分为前列腺部、膜部和海绵体部

     E. 全长 16～22cm

15. 男性尿道最狭窄处为（　　）

     A. 尿道内口   B. 尿道前列腺部   C. 尿道膜部

D. 尿道海绵体部　　　　　　E. 尿道外口

16. 关于阴茎的描述，正确的是（　　）

　　A. 由两块海绵体构成　　　　　　B. 分头、体、根三部分

　　C. 临床上常将阴茎称为后尿道　　D. 阴茎海绵体内有尿道穿过

　　E. 海绵体外包有肉膜和皮肤

17. 关于前列腺的描述，正确的是（　　）

　　A. 与膀胱底相邻　　　　　　B. 为男性生殖腺之一

　　C. 呈栗子形，尖朝上底朝下　　D. 有尿道穿过

　　E. 有输精管穿过

18. 临床上所指的前尿道是（　　）

　　A. 前列腺部　　　　B. 膜部　　　　C. 海绵体部

　　D. 前列腺部和膜部　　E. 输尿管

19. 尿道球腺位于（　　）

　　A. 阴囊中隔内　　　　B. 尿道球内　　　　C. 尿生殖膈内

　　D. 海绵体部内　　　　E. 盆膈内

20. 卵巢属于（　　）

　　A. 外生殖器　　　　B. 生殖腺　　　　C. 生殖管道

　　D. 附属腺　　　　E. 腹膜外位器官

21. 关于卵巢，错误的说法是（　　）

　　A. 位于盆腔侧壁　　　　　　B. 是腹膜内位器官

　　C. 上端与输卵管伞相接触　　D. 下端借韧带连于子宫

　　E. 后缘为卵巢系膜，有血管、神经和淋巴管出入

22. 输卵管结扎术的常选部位是（　　）

　　A. 输卵管漏斗　　　　B. 输卵管壶腹　　　　C. 输卵管峡

　　D. 子宫部　　　　E. 输卵管伞

23. 关于输卵管，错误的说法是（　　）

　　A. 是一对肌性管道　　　　B. 由外侧向内侧分为四部分

　　C. 壶腹部为卵细胞受精部位　　D. 子宫部为输卵管结扎部位

　　E. 漏斗部周缘有输卵管伞

24. 关于子宫，错误的说法是（　　）

　　A. 位于小骨盆的中央

　　B. 在膀胱与直肠之间

　　C. 呈前倾前屈位

　　D. 前屈是子宫体与子宫颈之间形成的钝角

　　E. 子宫分为底、体、颈和管四部分

25. 维持子宫前倾位的韧带是（　　）

A. 子宫阔韧带   B. 子宫圆韧带   C. 子宫主韧带

D. 骶子宫韧带   E. 卵巢固有韧带

26. 输卵管漏斗周缘的指状突起称 （ ）

A. 子宫部   B. 输卵管峡   C. 输卵管壶腹

D. 输卵管伞   E. 子宫圆韧带

27. 卵子与精子相遇而受精的部位是 （ ）

A. 输卵管子宫部   B. 输卵管峡部   C. 输卵管壶腹

D. 输卵管漏斗   E. 输卵管伞部

28. 手术时，识别输卵管的标志是 （ ）

A. 输卵管子宫部   B. 输卵管峡部   C. 输卵管壶腹

D. 输卵管漏斗   E. 输卵管伞部

29. 子宫口是指 （ ）

A. 输卵管子宫口   B. 输卵管腹腔口   C. 子宫颈管上口

D. 子宫颈管下口   E. 子宫腔下角

30. 女性生殖器的有关描述中，错误的是 （ ）

A. 输卵管峡为输卵管结扎的常用部位

B. 阴道穹窿后部最深

C. 子宫底为子宫下端的部分

D. 子宫主韧带有防止子宫下垂的作用

E. 子宫阔韧带可限制子宫向两侧移动

31. 属于腹膜内位器官的是 （ ）

A. 胰   B. 肝   C. 肾

D. 胃   E. 升结肠

32. 属于腹膜间位器官的是 （ ）

A. 子宫   B. 肾   C. 横结肠

D. 脾   E. 胃

33. 属于腹膜外位器官的是 （ ）

A. 胃   B. 脾   C. 胰

D. 肝   E. 膀胱

◇**B1 型题**

（1～3 题共用备选答案）

A. 睾丸   B. 附睾   C. 精索

D. 精囊   E. 尿道球

1. 为男性生殖腺的是 （ ）

2. 属于男性附属腺的是 （ ）

3. 暂时储存精子的器官是 （ ）

(4~7题共用备选答案)

    A. 前列腺部   B. 膜部   C. 海绵体部

    D. 耻骨下弯   E. 耻骨前弯

4. 男性尿道中穿过尿生殖膈的部分是（　　）

5. 男性尿道中被称为前尿道的部分是（　　）

6. 男性尿道中恒定不变的弯曲是（　　）

7. 男性尿道中能够消失的弯曲是（　　）

(8~11题共用备选答案)

    A. 卵巢   B. 输卵管   C. 子宫

    D. 阴道   E. 女阴

8. 产生卵细胞并分泌雌、孕激素的是（　　）

9. 不属于女性内生殖器的是（　　）

10. 输送卵细胞的肌性管道是（　　）

11. 孕育胎儿的肌性器官是（　　）

(12~15题共用备选答案)

    A. 子宫阔韧带   B. 子宫圆韧带   C. 子宫主韧带

    D. 骶子宫韧带   E. 骶结节韧带

12. 防止子宫脱垂的主要结构是（　　）

13. 维持子宫前屈的主要结构是（　　）

14. 维持子宫前倾位的主要结构是（　　）

15. 限制子宫向两侧移动的结构是（　　）

(16~17题共用备选答案)

A. 大阴唇   B. 小阴唇   C. 阴唇系带

D. 阴道前庭   E. 前庭大腺

16. 分娩时易造成撕裂，应注意保护的是（　　）

17. 具有分泌黏液，润滑阴道口的是（　　）

(18~20题共用备选答案)

    A. 胃   B. 食管   C. 胰

    D. 肝   E. 肛管

18. 属于腹膜内位器官的是（　　）

19. 属于腹膜间位器官的是（　　）

20. 属于腹膜外位器官的是（　　）

◇**X 型题**

1. 合成射精管的是（　　）

    A. 输精管末端   B. 精囊的排泄管   C. 附睾管

D. 睾丸输出小管   E. 前列腺的排泄管

2. 穿过前列腺的管道有（　　）

    A. 输精管   B. 后尿道   C. 射精管

    D. 前尿道   E. 睾丸输出小管

3. 组成精索的结构有（　　）

    A. 输精管   B. 射精管   C. 睾丸动脉

    D. 睾丸静脉   E. 淋巴管和神经

4. 男性尿道的狭窄分别是（　　）

    A. 前列腺部   B. 膜部   C. 海绵体部

    D. 尿道内口   E. 尿道外口

5. 输精管道包括（　　）

    A. 附睾   B. 输精管   C. 射精管

    D. 精囊   E. 男性尿道

6. 属于男性附属腺的有（　　）

    A. 前列腺   B. 前庭大腺   C. 精囊

    D. 尿道球腺   E. 附睾

7. 睾丸（　　）

    A. 具有产生精子的功能   B. 具有分泌雄激素的功能

    C. 位于阴囊内   D. 表面全部包贴睾丸鞘膜

    E. 上端和后缘有附睾附着

8. 男性尿道（　　）

    A. 有排精的作用   B. 尿道膜部括约肌控制排尿

    C. 尿道前列腺部有射精管开口   D. 尿道膜部为穿过盆膈的一段

    E. 尿道海绵体部最长

9. 关于子宫的说法，正确的是（　　）

    A. 位于小骨盆腔内   B. 为实质性器官

    C. 子宫主韧带可阻止子宫脱垂   D. 子宫内的腔隙称子宫腔

    E. 维持子宫前倾的是子宫圆韧带

10. 子宫阔韧带中含有（　　）

    A. 卵巢   B. 输卵管   C. 子宫主韧带

    D. 子宫圆韧带   E. 骶子宫韧带

11. 子宫（　　）

    A. 位于小骨盆腔的中央   B. 子宫的内腔称子宫腔

    C. 子宫颈为炎症和肿瘤好发部位   D. 子宫的后方为膀胱

    E. 子宫的前方为耻骨联合的后方

12. 女性腹膜腔与外界相通，需经过的器官有（　　）

A. 尿道   B. 阴道   C. 子宫

D. 输卵管   E. 输尿管

13. 组成小网膜的韧带是（   ）

A. 肝十二指肠韧带   B. 镰状韧带   C. 肝胃韧带

D. 肝圆韧带   E. 脾胃韧带

14. 属于腹膜间位器官的是（   ）

A. 肾   B. 胃   C. 子宫

D. 膀胱   E. 肝

15. 属于腹膜内位器官的是（   ）

A. 胃   B. 空肠   C. 阑尾

D. 脾   E. 胆囊

16. 属于腹膜外位器官的是（   ）

A. 肾   B. 胰   C. 输尿管

D. 肾上腺   E. 脾

17. 腹膜形成的结构有（   ）

A. 韧带   B. 系膜   C. 大网膜

D. 小网膜   E. 穹窿

◇名词解释

1. 鞘膜腔

2. 精索

3. 输卵管峡部

4. 输卵管伞部

5. 阴道穹窿

6. 腹膜

7. 腹膜腔

◇简答题

1. 简述男性生殖器的组成。

2. 简述女性生殖器的组成。

3. 简述精子的产生和排出途径（用箭头表示）。

4. 为男性患者插导尿管时，依次经过哪些狭窄和弯曲？

5. 输卵管的分哪几部分，各部分的意义如何？

6. 试述子宫的形态、位置与固定装置。

第十二章 内分泌系统习题

参考答案

◇**A1 型题**

1. 属于内分泌腺的器官是 （ ）

    A. 前庭大腺　　　　　　B. 垂体　　　　　　　C. 前列腺

    D. 胰腺　　　　　　　　E. 睾丸

2. 内分泌腺的特点是 （ ）

    A. 有导管　　　　　　　B. 无导管　　　　　　C. 血管少

    D. 体积大　　　　　　　E. 血流快

3. 属于内分泌组织的是 （ ）

    A. 松果体　　　　　　　B. 睾丸　　　　　　　C. 甲状腺

    D. 胰岛　　　　　　　　E. 脾

4. 属于内分泌器官的是 （ ）

    A. 胸腺网状上皮细胞　　B. 脾　　　　　　　　C. 胰岛

    D. 松果体　　　　　　　E. 睾丸间质细胞

5. 甲状腺 （ ）

    A. 由峡和两个锥体叶组成

    B. 质地较硬

    C. 甲状腺被膜的内层称甲状腺真被膜

    D. 甲状腺假被膜由颈浅筋膜构成

    E. 峡位于第 5~6 气管软骨之间

6. 甲状旁腺 （ ）

    A. 位于甲状腺侧叶前面

    B. 位于甲状腺侧叶后面

    C. 为一对小球体状结构

    D. 上一对多位于甲状腺上动脉附近

    E. 下一对多位于甲状腺侧叶后面的中、下 1/3 交界处

7. 肾上腺 （ ）

    A. 附于肾的内侧

    B. 属于腹膜内位器官

    C. 左侧呈半月形，右侧呈三角形

    D. 可随下垂的肾下降

    E. 包在肾纤维囊内

8. 关于垂体的描述，错误的是（　　）

    A. 位于蝶骨体上面的垂体窝内

    B. 前上方与视交叉相邻

    C. 分为腺垂体和神经垂体两部分

    D. 借漏斗连于底丘脑

    E. 女性略大于男性

9. 腺垂体（　　）

    A. 包括远侧部、结节部和中间部　　B. 由漏斗和神经部组成

    C. 又称为前叶　　D. 可称为后叶

    E. 分泌催产素

10. 神经垂体（　　）

    A. 由远侧部、结节部和中间部组成

    B. 分泌生长激素

    C. 分泌促性腺激素

    D. 包括垂体前叶和后叶

    E. 包括正中隆起、神经部和漏斗

11. 缺碘可引起肿大的内分泌腺是（　　）

    A. 甲状旁腺　　B. 垂体　　C. 甲状腺

    D. 肾上腺　　E. 睾丸

12. 松果体（　　）

    A. 是后丘脑的结构　　B. 是下丘脑的结构

    C. 位于中脑上丘与下丘之间　　D. 位于背侧丘脑的后上方

    E. 可分泌催产素

13. 重要的内分泌腺包括（　　）

    A. 腮腺、性腺、甲状腺、肾上腺、垂体、胰岛

    B. 甲状腺、甲状旁腺、肾上腺、垂体、松果体

    C. 下颌下腺、卵巢、肾上腺、松果体、垂体、前列腺

    D. 舌下腺、胸腺、泪腺、肾上腺、精囊、松果体

    E. 腮腺、胰、垂体、卵巢、肾上腺、睾丸

14. 下列关于激素的说法，不妥的是（　　）

    A. 由有管腺分泌　　B. 直接进入血液　　C. 由无管腺分泌

    D. 量少，作用大　　E. 作用于特定的靶器官

◇**B1 型题**

（1~2 题共用备选答案）

    A. 腮腺　　B. 胰岛　　C. 甲状腺

    D. 前列腺　　E. 胰腺

1. 属于内分泌腺的是 （ ）

2. 属于内分泌组织的是 （ ）

（3～6 题共用备选答案）

    A. 甲状腺   B. 肾上腺   C. 垂体

    D. 胸腺   E. 松果体

3. 属于下丘脑的是 （ ）

4. 属于上丘脑的是 （ ）

5. 位于上纵隔的是 （ ）

6. 位于背侧丘脑后上方的内分泌腺是 （ ）

（6～10 题共用备选答案）

    A. 肾上腺   B. 甲状腺   C. 垂体

    D. 松果体   E. 甲状旁腺

7. 呆小症是由于 （ ） 腺体幼年分泌功能不足造成的

8. 侏儒症是由于 （ ） 腺体幼年分泌功能不足造成的

9. 成年后 （ ） 腺体分泌功能亢进会导致肢端肥大症

10. （ ） 腺体在幼年期损伤会导致性发育异常

（11～14 题共用备选答案）

    A. 甲状腺   B. 甲状旁腺   C. 肾上腺

    D. 垂体   E. 松果体

11. 腺体肿大会导致呼吸困难的是 （ ）

12. 腺体肿大会导致视觉损伤出现视野缺失的是 （ ）

13. 分泌不足导致性早熟的是 （ ）

14. 分泌过盛导致青春期延迟的是 （ ）

（15～18 题共用备选答案）

    A. 甲状腺   B. 垂体   C. 甲状旁腺

    D. 松果体   E. 肾上腺

15. 呈 "H" 形，位于颈部前正中，与喉及气管软骨直接毗邻的是 （ ）

16. 共两对，呈黄豆大小球状的是 （ ）

17. 一侧呈半月形，一侧呈三角形的是 （ ）

18. 成年后腺组织易钙化，X 线片可作为定位标志的是 （ ）

◇**X 型题**

1. 内分泌腺 （ ）

    A. 分有管腺和无管腺   B. 血流缓慢

    C. 血压高   D. 血液循环旺盛

    E. 分泌物直接进入血液循环

2. 甲状腺 （　　）

    A. 呈 "H" 形

    B. 峡位于第 2～4 气管软骨的前面

    C. 均由侧叶、锥体叶和峡三部分构成

    D. 有两层被膜

    E. 血液丰富

3. 肾上腺 （　　）

    A. 是腹膜外位器官

    B. 位于肾的内上方

    C. 实质包括皮质和髓质两部分

    D. 其分泌物的作用与副交感神经兴奋时一致

    E. 髓质占腺体的大部分

4. 内分泌组织 （　　）

    A. 散于其他组织内或细胞间

    B. 肉眼无法辨认

    C. 没有一定的形态结构

    D. 也具有内分泌功能，可分泌激素

    E. 包括胰岛

5. 内分泌腺包括 （　　）

    A. 松果体   B. 胰岛   C. 前列腺

    D. 垂体   E. 胸腺

6. 肾上腺 （　　）

    A. 左右各一，位于腹膜之后，肾的内上方

    B. 与肾共同包在纤维囊内

    C. 与肾共同包在肾筋膜内

    D. 左侧者呈三角形，右侧者呈半月形

    E. 肾上腺实质可分为皮质和髓质两部分

7. 关于垂体的描述，下列正确的是 （　　）

    A. 位于蝶骨体上面的垂体窝内

    B. 前上方与视交叉相邻

    C. 表面有被膜包绕

    D. 可分为腺垂体和神经垂体两部分

    E. 神经垂体由神经部、中间部和正中隆起组成

8. 下列不是内分泌腺的是 （　　）

    A. 睾丸间质   B. 胰岛   C. 卵泡及黄体

    D. 垂体   E. 胸腺

◇**名词解释**

1. 内分泌腺
2. 内分泌组织

◇**简答题**

1. 甲状腺位于什么部位？甲状腺肿大时会出现什么临床症状？
2. 简述甲状腺的形态和被膜。
3. 简述肾上腺的位置及形态。
4. 试述垂体的位置、分部及功能。

第十三章　感觉器官系统习题

参考答案

◇A1 型题

1. 眼球纤维膜（　　）
   A. 是眼球壁的最内层
   B. 富有血管和色素细胞
   C. 全层均透明
   D. 前 1/6 为角膜
   E. 后 5/6 为睫状体

2. 对角膜的描述，错误的是
   A. 富有血管
   B. 富有感觉神经末梢
   C. 无色透明
   D. 占纤维膜的前 1/6
   E. 微向前凸

3. 角膜（　　）
   A. 色白半透明
   B. 无屈光能力
   C. 表面盖有一层球结膜
   D. 富有感觉神经末梢
   E. 富有淋巴管

4. 巩膜（　　）
   A. 占纤维膜的后 5/6
   B. 透明
   C. 棕黑色
   D. 前方与晶状体相连
   E. 具有屈光作用

5. 对巩膜的描述，错误的是（　　）
   A. 致密坚韧
   B. 占纤维膜的后 5/6
   C. 与角膜交界处的深部有巩膜静脉窦
   D. 有保护眼球内部结构的功能
   E. 是脉络膜的一部分

6. 关于眼球的描述，错误的是（　　）
   A. 位于眶内，借筋膜连于眶壁
   B. 其后部经眼神经与脑相连
   C. 由眼球壁和内容物构成
   D. 略呈球形
   E. 具有屈光成像和感受光刺激的功能

7. 眼球血管膜（　　）
   A. 位于眼球最外层
   B. 由疏松结缔组织构成
   C. 富有神经、血管和色素细胞

D. 由前向后分为虹膜、睫状体、脉络膜

E. 呈棕黑色

8. 虹膜（　　）

　　A. 为血管膜的最前部，位于角膜的后方

　　B. 虹膜内有两种排列方向不同的骨骼肌

　　C. 中央有一圆形的瞳孔

　　D. 瞳孔括约肌受副交感神经支配

　　E. 呈圆盘形

9. 沟通眼球前房和后房的是（　　）

　　A. 虹膜角膜角　　　　　B. 巩膜静脉窦　　　　　C. 瞳孔

　　D. 泪点　　　　　　　　E. 前房角

10. 睫状体（　　）

　　A. 位于虹膜的外后方

　　B. 是血管膜最肥厚的部分

　　C. 是吸收房水的部位

　　D. 睫状肌的舒缩可调节晶状体的曲度

　　E. 睫状肌属平滑肌

11. 脉络膜（　　）

　　A. 位于血管膜的前部　　　　　B. 外面与巩膜疏松相连

　　C. 薄而柔软　　　　　　　　　D. 富有血管和色素细胞

　　E. 有营养眼球内组织的作用

12. 具有感受强光和辨色能力的是（　　）

　　A. 视锥细胞　　　　　B. 视杆细胞　　　　　C. 双极细胞

　　D. 节细胞　　　　　　E. 视细胞

13. 看近物时，使晶状体变厚的主要原因是（　　）

　　A. 睫状小带紧张　　　B. 睫状肌收缩　　　　C. 晶状体具有弹性

　　D. 瞳孔括约肌收缩　　E. 以上都不正确

14. 关于房水的描述，错误的是（　　）

　　A. 由睫状体产生

　　B. 由眼前房经瞳孔到眼后房

　　C. 经虹膜角膜角渗入巩膜静脉窦

　　D. 可营养眼球和维持眼压

　　E. 具有折光作用

15. 关于泪器，下列说法正确的是（　　）

　　A. 泪腺位于泪囊窝内　　　　　B. 泪小管由泪腺发出

　　C. 鼻泪管开口于下鼻道　　　　D. 泪小管开口于结膜上穹

E. 泪点向内通往鼻泪管

16. 上直肌收缩时，瞳孔转向（　　）

    A. 上内　　　　　　　　B. 上外　　　　　　　　C. 下内

    D. 上方　　　　　　　　E. 下外

17. 构成眼球壁的是（　　）

    A. 角膜、脉络膜和视网膜

    B. 纤维膜、角膜、血管膜和视网膜

    C. 纤维膜、血管膜和视网膜

    D. 角膜、巩膜和脉络膜

    E. 纤维膜、角膜和巩膜

18. 视网膜（　　）

    A. 最内层为色素细胞层

    B. 在视网膜视部偏鼻侧处有视神经盘

    C. 含有丰富的血管及色素上皮

    D. 全层都有感光能力

    E. 由视细胞、双极细胞和视锥细胞构成

19. 黄斑（　　）

    A. 有视网膜中央动脉穿过

    B. 位于视神经盘颞侧 3.5mm 处的稍下方

    C. 由双极细胞汇集而成

    D. 感光作用强，但无辨色能力

    E. 含视锥细胞和视杆细胞

20. 关于眼球的描述，错误的是（　　）

    A. 睫状肌舒张，晶状体变厚，曲度变大

    B. 眼房内充满房水

    C. 房水渗入巩膜静脉窦

    D. 前房经瞳孔与后房相通

    E. 玻璃体为无色透明的胶状物

21. 玻璃体（　　）

    A. 为无色透明的液体　　B. 与维持眼压有关　　C. 有折光作用

    D. 有营养视网膜的功能　　E. 充满于眼球内

22. 结膜（　　）

    A. 睑结膜内有睑板腺

    B. 构成眼球壁的外膜

    C. 当眼睑闭合时，结膜围成结膜囊

    D. 上、下睑结膜与眼球间形成结膜上、下穹

E. 薄而透明，富有血管，覆盖于眼睑

23. 房水（　　）

    A. 为充满于眼房内的半透明液体

    B. 由虹膜分泌

    C. 由眼前房经瞳孔入眼后房

    D. 调节入眼光线

    E. 具有屈光作用

24. 眼球外肌（　　）

    A. 共 7 块，均起自神经管内的总腱环

    B. 作用是上提眼睑和运动眼球

    C. 上斜肌收缩使眼球转向上外方

    D. 下斜肌收缩使眼球转向下外方

    E. 是配布在眼球周围的平滑肌

25. 关于外耳道的描述，错误的是（　　）

    A. 检查鼓膜时应将耳廓拉向后上方

    B. 外耳道皮下组织少，炎性疖肿时疼痛剧烈

    C. 外 2/3 为软骨部，内 1/3 为骨部

    D. 是自外耳门至鼓膜的弯曲管道

    E. 传导声波

26. 鼓膜（　　）

    A. 位于内耳和外耳之间　　　　　B. 中心部向内凹陷为鼓膜脐

    C. 松弛部在下方　　　　　　　　D. 前上方有反射光锥

    E. 紧张部呈淡红色

27. 小儿咽鼓管的特点是（　　）

    A. 较细长　　　　　　B. 较细短　　　　　　C. 较粗长

    D. 较粗短　　　　　　E. 粗短且水平位

28. 膜迷路（　　）

    A. 位于骨迷路内

    B. 内含外淋巴

    C. 由膜半规管、椭圆囊、球囊三部分构成

    D. 内含神经纤维

    E. 椭圆囊和球囊是位觉感受器

29. 不属于膜迷路的是（　　）

    A. 椭圆囊　　　　　　B. 膜半规管　　　　　C. 蜗管

    D. 前庭　　　　　　　E. 球囊

30. 听觉感受器是（　　）

A. 壶腹嵴   B. 螺旋器   C. 球囊斑

D. 椭圆囊斑   E. 毛细胞

31. 鼓室（   ）

A. 外侧壁是鼓室盖   B. 内侧壁是耳蜗   C. 壁内有黏膜覆盖

D. 经前庭窗通内耳   E. 借内耳门通颅腔

32. 听小骨（   ）

A. 是骨传导的途径   B. 镫骨居三块听小骨之间

C. 锤骨附着于鼓膜内面   D. 砧骨处于最内侧

E. 连接蜗窗

33. 咽鼓管（   ）

A. 是内耳与咽相通的管道   B. 呈负压状态

C. 小儿此管近似垂直   D. 作用是维持鼓室内外气压平衡

E. 增强声波的传导

34. 声波从外耳道传到内耳，其经过顺序是（   ）

A. 鼓膜→锤骨→镫骨→钻骨→耳蜗牛

B. 鼓膜→锤骨→砧骨→耳蜗

C. 鼓膜→镫骨→锤骨→砧骨→耳蜗

D. 鼓膜→锤骨→砧骨→镫骨→前庭窗→耳蜗

E. 鼓膜→锤骨→砧骨→镫骨→半规管→耳蜗

◇B1 型题

（1~3 题共用备选答案）

A. 瞳孔   B. 角膜   C. 眼房

D. 结膜   E. 巩膜静脉窦

1. 与房水回流有关的是（   ）

2. 具有屈光作用的是（   ）

3. 富有血管的黏膜是（   ）

（4~6 题共用备选答案）

A. 脉络膜   B. 中央凹   C. 巩膜

D. 视神经盘   E. 神经节细胞

4. 视网膜上的盲点是（   ）

5. 视网膜上感光最敏锐的部分是（   ）

6. 眼球纤维膜包括（   ）

（7~10 题共用备选答案）

A. 蜗管   B. 鼓膜   C. 螺旋器

D. 前庭窗   E. 前庭

7. 听觉感受器是 （　　）

8. 膜迷路包括 （　　）

9. 迷路壁上有 （　　）

10. 鼓室的外侧壁是 （　　）

（11～13 题共用备选答案）

    A. 眼球　　　　　　　　B. 脉络膜　　　　　　C. 眼房

    D. 角膜　　　　　　　　E. 视网膜

11. 房水位于 （　　）

12. 眼球血管膜包括 （　　）

13. 贴附于血管膜内面的是 （　　）

（14～16 题共用备选答案）

    A. 虹膜　　　　　　　　B. 角膜　　　　　　　C. 晶状体

    D. 睫状体　　　　　　　E. 瞳孔

14. 眼球纤维膜包括 （　　）

15. 眼球内容包括 （　　）

16. 沟通眼球前房与后房的是 （　　）

（17～19 题共用备选答案）

    A. 视锥细胞　　　　　　B. 房水　　　　　　　C. 视杆细胞

    D. 睫状体　　　　　　　E. 巩膜

17. 感受光和分辨颜色的是 （　　）

18. 具有屈光作用的是 （　　）

19. 使睫状体向前内侧移位的是 （　　）

（20～22 题共用备选答案）

    A. 球结膜　　　　　　　B. 泪小管　　　　　　C. 鼻泪管

    D. 上斜肌　　　　　　　E. 下斜肌

20. 使眼球转向上外方的是 （　　）

21. 开口于下鼻道前部的是 （　　）

22. 覆盖在巩膜前面的是 （　　）

（23～25 题共用备选答案）

    A. 前庭蜗器　　　　　　B. 耳屏　　　　　　　C. 手指

    D. 鼓膜　　　　　　　　E. 光锥

23. 位于外耳道与鼓室之间的是 （　　）

24. 位觉和听觉感受器是 （　　）

25. 临床采血常选用的部位是 （　　）

（26～28 题共用备选答案）

    A. 鼓膜   B. 球囊斑   C. 前庭

    D. 迷路壁   E. 蜗窗

26. 骨迷路包括（   ）

27. 位觉感受器包括（   ）

28. 鼓室的内侧壁是（   ）

（29～31 题共用备选答案）

    A. 蜗管   B. 咽鼓管   C. 蜗窗

    D. 内淋巴   E. 壶腹嵴

29. 保持鼓膜内、外气压平衡的是（   ）

30. 被第二鼓膜封闭的是（   ）

31. 位觉感受器包括（   ）

◇X 型题

1. 眼球壁的组成包括（   ）

    A. 眼球纤维膜   B. 眼球血管膜   C. 球结膜

    D. 视网膜   E. 晶状体

2. 眼球内容物包括（   ）

    A. 房水   B. 晶状体   C. 睫状体

    D. 玻璃体   E. 泪腺

3. 具有屈光作用是（   ）

    A. 瞳孔   B. 房水   C. 睫状体

    D. 玻璃体   E. 晶状体

4. 房水循环经过（   ）

    A. 瞳孔   B. 后房   C. 前房

    D. 虹膜角膜角   E. 巩膜静脉窦

5. 晶状体（   ）

    A. 为双面凸的透明体   B. 周缘借睫状小带连于玻璃体

    C. 有弹性   D. 属于眼球屈光物质

    E. 看远物时屈度变大

6. 眼副器包括（   ）

    A. 泪器   B. 结膜   C. 眼睑

    D. 眼球外肌   E. 房水

7. 眼球外肌包括（   ）

    A. 眼轮匝肌   B. 睫状肌   C. 上直肌

    D. 上睑提肌   E. 外直肌

8. 结膜的分部包括（　　）

　　A. 球结膜　　　　　　　　　B. 睑结膜　　　　　　　C. 结膜囊

　　D. 结膜上穹　　　　　　　　E. 结膜下穹

9. 泪器包括（　　）

　　A. 泪腺　　　　　　　　　　B. 鼻泪管　　　　　　　C. 泪小管

　　D. 泪液　　　　　　　　　　E. 泪囊

10. 眼睑有（　　）

　　A. 皮下组织　　　　　　　　B. 睑结膜　　　　　　　C. 球结膜

　　D. 睑板　　　　　　　　　　E. 眼轮匝肌

11. 下列有关外耳道的描述，正确的有（　　）

　　A. 为一弯曲的管道

　　B. 外侧 1/3 为软骨部，内侧 2/3 为骨部

　　C. 成人外耳道长约 5cm

　　D. 观察成人鼓膜时须将耳廓向后上方牵拉

　　E. 外耳道的皮肤与骨膜、软骨膜结合疏松

12. 下列有关鼓膜的描述，正确的有（　　）

　　A. 位于外耳道的底部　　　　　　　B. 与外耳道下壁呈 45°角倾斜

　　C. 鼓膜后下部有光锥　　　　　　　D. 鼓膜上 1/4 部为松弛部

　　E. 鼓膜的中央略向外凹陷，称鼓膜脐

13. 有关鼓室各壁的描述，正确的是（　　）

　　A. 外侧壁有鼓膜　　　　　　　　　B. 上壁是鼓室盖

　　C. 后壁通向乳突窦　　　　　　　　D. 下壁邻近颈内静脉起始部

　　E. 内侧壁上有前庭窗和蜗窗

14. 关于咽鼓管的描述，错误的是（　　）

　　A. 是连通鼓室与鼻咽部的通道　　　B. 是中耳的一部分

　　C. 通常处于开放状态　　　　　　　D. 管壁的黏膜与鼓室的黏膜不相延续

　　E. 可维持鼓膜内、外压力的平衡

15. 关于内耳，下列说法正确的是（　　）

　　A. 位于鼓室内侧　　　　　　　　　B. 由骨迷路和膜迷路构成

　　C. 骨迷路位于膜迷路内　　　　　　D. 膜迷路内含有内淋巴

　　E. 有听觉感受器和位觉感受器

16. 骨迷路包括（　　）

　　A. 骨半规管　　　　　　　B. 蜗管　　　　　　　　C. 耳蜗

　　D. 椭圆囊　　　　　　　　E. 前庭

17. 位觉感受器包括（　　）

　　A. 壶腹嵴　　　　　　　　B. 螺旋器　　　　　　　C. 椭圆囊斑

D. 鼓膜　　　　　　E. 球囊斑

◇名词解释

1. 感受器

2. 眼房

3. 虹膜角膜角

4. 巩膜静脉窦

5. 房水

6. 黄斑

7. 视神经盘

8. 屈光系统

9. 结膜囊

10. 光锥

11. 听骨链

12. 迷路

◇简答题

1. 简述房水的产生、循环途径及其功能。

2. 光线需经过哪些结构才能成像于视网膜上？

3. 简述视近物时晶状体的调节。

4. 描述鼓室的位置、各壁的名称和结构。

5. 说出咽鼓管的形态及小儿咽鼓管的特点。

6. 瞳孔开大或缩小的解剖学基础是什么？

7. 简述泪液的产生和排泄途径。

8. 简述声波的传导途径。

9. 简述膜迷路的分布及主要功能。

10. 运动眼球的肌肉有哪几条？其作用如何？

第十四章 神经系统习题

◇**A1 型题**

1. 关于脊髓外形，下列正确的是 （　）
   A. 脊髓和椎管等长
   B. 成人脊髓下端平对第 1 腰椎下缘
   C. 颈、胸和腰神经根形成马尾
   D. 脊髓下端变细为终丝
   E. 脊髓腹面有前正中沟，背面有后正中裂

2. 与端脑相连的脑神经是 （　）
   A. 动眼神经
   B. 嗅神经
   C. 滑车神经
   D. 视神经
   E. 三叉神经

3. 与脑桥相连的脑神经是 （　）
   A. 动眼神经
   B. 滑车神经
   C. 面神经
   D. 迷走神经
   E. 舌下神经

4. 躯体运动性脑神经核不包括 （　）
   A. 展神经核
   B. 舌下神经核
   C. 滑车神经核
   D. 迷走神经核
   E. 动眼神经核

5. 关于脑神经进出脑的部位，正确的是 （　）
   A. 延髓脑桥沟内有面神经
   B. 中脑脚间窝内有视神经
   C. 延髓锥体前方有舌下神经
   D. 小脑背面有动眼神经
   E. 小脑中脚有展神经

6. 副交感脑神经核不包括 （　）
   A. 上泌涎核
   B. 疑核
   C. 迷走神经背核
   D. 下泌涎核
   E. 动眼神经背核

7. 下丘脑的结构中不包括 （　）
   A. 视交叉
   B. 灰结节
   C. 乳头体
   D. 漏斗
   E. 松果体

8. 在大脑半球内侧面看不到 （　）
   A. 中央旁小叶
   B. 胼胝体
   C. 距状沟
   D. 顶枕沟
   E. 角回

9. 腕不能伸直，受损伤的神经是 （　）
   A. 桡神经
   B. 尺神经
   C. 正中神经
   D. 腋神经
   E. 肌肉神经

10. 关于胸神经支配的阶段性描述，错误的是 （　）

A. 胸 2 相当于胸骨角平面   B. 胸 6 相当于剑突平面

C. 胸 8 相当于肋弓平面   D. 胸 10 相当于脐平面

E. 胸 12 相当于耻骨联合上缘平面

11. 内脏运动神经（   ）

     A. 分交感神经和副交感神经   B. 受意识支配

     C. 不分节前、节后纤维   D. 分布于骨骼肌

     E. 低级中枢位于骶 2~4 灰质侧角

12. 与脊髓的第 7 胸节相对应的椎骨是（   ）

     A. 第 5 胸椎体   B. 第 6 胸椎体   C. 第 7 胸椎体

     D. 第 8 胸椎体   E. 第 9 胸椎体

13. 皮质脊髓侧束（   ）

     A. 传导痛、温觉冲动   B. 传导本体感觉冲动

     C. 传导内脏运动冲动   D. 传导躯体运动冲动

     E. 传导对侧躯体的深感觉

14. 关于楔束，下列正确的是（   ）

     A. 传导对侧下半身的意识性本体觉和精细触觉冲动

     B. 传导对侧上半身的意识性本体觉和精细触觉冲动

     C. 传导同侧上半身的意识性本体觉和精细触觉冲动

     D. 传导同侧下半身的意识性本体觉和精细触觉冲动

     E. 传导同侧上半身痛、温觉和粗糙触觉冲动

15. 与间脑相连的脑神经是（   ）

     A. 三叉神经   B. 面神经   C. 动眼神经

     D. 视神经   E. 滑车神经

16. 从脑干背面发出的脑神经是（   ）

     A. 动眼神经   B. 滑车神经   C. 展神经

     D. 面神经   E. 前庭蜗神经

17. 对第四脑室的叙述，错误的是（   ）

     A. 位于延髓、脑桥和小脑之间

     B. 向上经中脑水管与第三脑室相通

     C. 向下通脊髓中央管

     D. 只借第四脑室正中孔与蛛网膜下隙相通

     E. 向上借中脑水管和侧脑室直接相通

18. 躯体运动区主要位于（   ）

     A. 中央后回和中央旁小叶的后部

     B. 中央后回和中央旁小叶的前部

     C. 中央前回和中央旁小叶的后部

D. 中央前回和中央旁小叶的前部

E. 中央前回和中央旁小叶的后部

19. 视区位于 （ ）

    A. 距状沟两侧   B. 颞横回   C. 额下回中部

    D. 角回   E. 额中回后部

20. 小脑延髓池位于 （ ）

    A. 小脑和中脑之间   B. 大脑与小脑之间   C. 小脑和延髓之间

    D. 脑干与小脑之间   E. 硬脊膜外隙的下端膨大

21. 脑脊液 （ ）

    A. 是一种有色不透明的液体   B. 主要由脑室脉络丛产生

    C. 成人总量为 1000~1400ml   D. 最后进入淋巴液

    E. 总量在不同时段不同

22. 内囊膝 （ ）

    A. 含有皮质核束   B. 含有皮质脊髓束   C. 含有视辐射

    D. 含有听辐射   E. 含有丘脑中央辐射

23. 联系左、右大脑半球的纤维束是 （ ）

    A. 内囊   B. 胼胝体   C. 皮质核束

    D. 皮质脊髓束   E. 内侧丘系

24. 内侧膝状体 （ ）

    A. 与听觉冲动传导有关   B. 与视觉冲动传导有关

    C. 与躯体运动传导有关   D. 与躯体感觉传导有关

    E. 与内脏觉传导有关

25. 支配肱二头肌的神经是 （ ）

    A. 正中神经   B. 尺神经   C. 肌皮神经

    D. 腋神经   E. 桡神经

26. 支配肱三头肌的神经是 （ ）

    A. 桡神经   B. 肌皮神经   C. 腋神经

    D. 正中神经   E. 尺神经

27. 肱骨中段骨折易伤及 （ ）

    A. 腋神经   B. 正中神经   C. 桡神经

    D. 尺神经   E. 肌皮神经

28. 动眼神经的内脏运动纤维支配 （ ）

    A. 眼球的大部分肌肉   B. 腮腺   C. 瞳孔括约肌的睫状肌

    D. 舌下腺   E. 下颌下腺

29. 舌前 2/3 味觉障碍，多见于 （ ） 损伤

    A. 三叉神经   B. 面神经   C. 舌咽神经

D. 舌下神经　　　　　　E. 迷走神经

30. 头面部的痛觉、温度觉、粗触觉传导的第一级神经元位于（　　）

A. 三叉神经脊束核　　　B. 三叉神经感觉核　　　C. 三叉神经运动核

D. 丘脑腹后外侧核　　　E. 三叉神经节内

◇B1 型题

（1～5 题共用备选答案）

A. 动眼神经　　　　　　B. 嗅神经　　　　　　C. 视神经

D. 三叉神经　　　　　　E. 迷走神经

1. 与端脑相连的脑神经是（　　）

2. 与间脑相连的脑神经是（　　）

3. 与中脑相连的脑神经是（　　）

4. 与脑桥相连的脑神经是（　　）

5. 与延髓相连的脑神经是（　　）

（6～10 题共用备选答案）

A. 筛孔　　　　　　　　B. 眶上裂　　　　　　C. 圆孔

D. 卵圆孔　　　　　　　E. 颈静脉孔

6. 眼神经进出颅的部位是（　　）

7. 下颌神经进出颅的部位是（　　）

8. 上颌神经进出颅的部位是（　　）

9. 嗅神经进出颅的部位是（　　）

10. 舌咽神经进出颅的部位是（　　）

（11～14 题共用备选答案）

A. 胸骨角平面　　　　　B. 乳头平面

C. 剑突平面

D. 脐平面

11. T2 分布区相当于（　　）

12. T10 分布区相当于（　　）

13. T4 分布区相当于（　　）

14. T6 分布区相当于（　　）

（15～18 题共用备选答案）

A. 髂腹股沟神经　　　　B. 正中神经

C. 膈神经　　　　　　　D. 坐骨神经

15. 骶丛的主要分支是（　　）

16. 腰丛的主要分支是（　　）

17. 臂丛的主要分支是（　　）

18. 颈丛的主要分支是（　）

（19～21 题共用备选答案）

  A. 混合性神经　　　　　　B. 运动神经　　　　　　C. 感觉神经

19. 脊神经是（　）

20. 上颌神经是（　）

21. 副神经是（　）

（22～24 题共用备选答案）

  A. 双极细胞　　　　　　B. 节细胞　　　　　　C. 外侧膝状体内的神经元

22. 视觉传导通路的第一级神经元为（　）

23. 视觉传导通路的第二级神经元为（　）

24. 视觉传导通路的第三级神经元为（　）

（25～27 题共用备选答案）

  A. 三叉神经节细胞

  B. 三叉神经脊束核和三叉神经脑桥核内的神经元

  C. 背侧丘脑腹后内侧核内的神经元

25. 头面部的痛觉、温度觉、触觉和压觉传导通路的第一级神经元为（　）

26. 头面部的痛觉、温度觉、触觉和压觉传导通路的第二级神经元为（　）

27. 头面部的痛觉、温度觉、触觉和压觉传导通路的第三级神经元为（　）

（28～30 题共用备选答案）

  A. 大脑前动脉　　　　　　B. 大脑后动脉　　　　　　C. 出血动脉

28. 颈内动脉的主要分支，下列说法正确的是（　）

29. 大脑中动脉的主要分支，下列说法正确的是（　）

30. 椎动脉的主要分支，下列说法正确的是（　）

◇**X 型题**

1. 关于脊髓，下列说法正确的是（　）

  A. 上端在平枕骨大孔处与脑相连

  B. 下端在成人平齐第 2 腰椎的下缘

  C. 呈前后略扁的圆柱状

  D. 有 2 处膨大

  E. 相连有 26 对脊神经

2. 内脏运动神经包括（　）

  A. 迷走神经　　　　　　B. 交感神经　　　　　　C. 副交感神经

  D. 躯体神经　　　　　　E. 动眼神经

3. 副交感神经的低级中枢位于（　）

  A. 动眼神经副核　　　　　　B. 上泌核　　　　　　C. 疑核

D. 孤束核   E. 骶髓的骶副交感核

4. 脑干腹侧面能观察到的结构有 （　　）

  A. 大脑脚   B. 锥体   C. 基底沟

  D. 上丘   E. 下丘

5. 语言中枢包括 （　　）

  A. 听话中枢   B. 说话中枢   C. 书写中枢

  D. 阅读中枢   E. 嗅觉性语言中枢

6. 硬脑膜形成的结构有 （　　）

  A. 大脑镰   B. 小脑幕   C. 上矢状窦

  D. 海绵窦   E. 鼻旁窦

7. 颈内动脉 （　　）

  A. 起自锁骨下动脉

  B. 经颈动脉管入颅腔

  C. 分布于大脑半球的内侧面及背外侧面

  D. 分布于小脑半球的内侧面及背外侧面

  E. 营养小脑、脑干等

8. 分布于手的神经有 （　　）

  A. 肌皮神经   B. 尺神经   C. 桡神经

  D. 腋神经   E. 正中神经

9. 与眼球功能有关的脑神经有 （　　）

  A. 视神经   B. 动眼神经   C. 三叉神经

  D. 滑车神经   E. 舌下神经

10. 经过颈静脉孔的脑神经有 （　　）

  A. 前庭蜗神经   B. 舌咽神经   C. 迷走神经

  D. 副神经   E. 舌下神经

11. 迷走神经的主要分支有 （　　）

  A. 喉上神经   B. 颈动脉支   C. 颈心支

  D. 喉返神经   E. 腮腺支

12. 躯干、四肢的痛觉、温度觉及粗触觉的传导通路是 （　　）

  A. 第 1 级神经元位于同侧脊神经节内

  B. 第 2 级神经元位于对侧脊髓后角固有核

  C. 第 3 级神经元位于对侧背侧丘脑的腹后外侧核

  D. 第 3 级纤维经内囊前肢投射到中央后回

  E. 管理全身的痛觉、温觉、粗触觉

13. 锥体束 （　　）

  A. 主要管理平滑肌的运动

  B. 上运动神经元的胞体位于大脑皮质内

  C. 下运动神经元胞体位于脑干或脊髓内

  D. 包括皮质核束和皮质脊髓束

  E. 纤维大部分不交叉

14. 脊髓前索内的传导束有（　　）

  A. 脊髓丘脑前束   B. 薄束   C. 楔束

  D. 皮质脊髓前束   E. 皮质脊髓侧束

15. 脊髓外侧索内含有（　　）

  A. 薄束   B. 皮质脊髓侧束   C. 楔束

  D. 脊髓丘脑侧束   E. 固有束

16. 参与脑干组成的有（　　）

  A. 中脑   B. 间脑   C. 脑桥

  D. 小脑   E. 延髓

17. 脑干内的脑神经核有（　　）

  A. 动眼神经副核   B. 外侧膝状体   C. 薄束核

  D. 上泌涎核   E. 疑核

18. 属于小脑内部结构的是（　　）

  A. 小脑皮质   B. 薄束核   C. 黑质

  D. 髓体   E. 齿状核

19. 下丘脑的结构有（　　）

  A. 内侧膝状体   B. 漏斗   C. 视交叉

  D. 乳状体   E. 外侧膝状体

20. 大脑半球的分叶包括（　　）

  A. 额叶   B. 顶叶   C. 岛叶

  D. 边缘叶   E. 颞叶

21. 脉络丛（　　）

  A. 能产生脑脊液

  B. 由毛细血管丛、软脑膜和室管膜上皮共同突入脑室形成

  C. 侧脑室内才有脉络丛

  D. 位于中脑导水管内

  E. 脑脊液通过脉络丛渗入到上矢状窦

22. 椎动脉（　　）

  A. 经枕骨大孔入颅

  B. 在延髓脑桥沟处合成 1 条基底动脉

  C. 分支布于额叶

  D. 分支营养脊髓、延髓、脑桥和小脑

E. 发自颈总动脉

23. 大脑中动脉的中央支（ ）

    A. 细而长   B. 分布于大脑皮质

    C. 几乎以垂直方向进入脑实质   D. 分布于大脑髓质的浅部

    E. 血压过高时，易破裂出血

24. 分布于手背的神经有（ ）

    A. 肌皮神经   B. 尺神经   C. 桡神经

    D. 腋神经   E. 正中神经

25. 腰丛的主要分支有（ ）

    A. 股神经   B. 坐骨神经   C. 闭孔神经

    D. 阴部神经   E. 髂腹下神经

26. 属于骶丛分支的神经是（ ）

    A. 臀上神经   B. 阴部神经   C. 坐骨神经

    D. 股神经   E. 闭孔神经

27. 经眶上裂入眶的脑神经有（ ）

    A. 动眼神经   B. 滑车神经   C. 眼神经

    D. 上颌神经   E. 展神经

28. 分布于眼球的脑神经有（ ）

    A. 视神经   B. 动眼神经   C. 三叉神经

    D. 滑车神经   E. 舌下神经

29. 分布于舌的脑神经有（ ）

    A. 滑车神经   B. 三叉神经   C. 面神经

    D. 舌咽神经   E. 舌下神经

30. 植物性神经的特点有（ ）

    A. 支配骨骼肌   B. 支配平滑肌、心肌和腺体

    C. 自低级中枢发出后直达骨骼肌   D. 支配皮肤

    E. 分为节前纤维和节后纤维

◇ **名词解释**

1. 灰质

2. 白质

3. 神经核

4. 神经节

5. 网状结构

6. 内囊

7. 纹状体

8. 蛛网膜下隙

9. 硬膜外隙

10. 大脑动脉环（Willis 环）

11. 白交通支

12. 灰交通支

13. 神经

◇ 简答题

1. 试述脑脊液的产生部位及循环途径。

2. 试述内囊的位置、分部，通过内囊的主要神经纤维束及其临床意义。

3. 简述舌的神经分布。

4. 简述腰椎穿刺的部位，穿刺针由表及里要通过那些解剖结构层次。

5. 简述营养脑的动脉血管的来源及分支、分布范围。

6. 简述胸神经前支在躯干分布的节段性。

7. 试述眼球的运动和感觉的神经分布。

8. 简述坐骨神经的行程及分支。

9. 简述与脑干相连的脑神经。

10. 试述脑和脊髓的动脉供应。叙述大脑动脉环的位置、组成及功能意义。

11. 试述交感神经和副交感神经的区别。

12. 简述手的神经支配。

第十五章 能量代谢与体温习题

参考答案

◇A1 型题

1. 食物的氧热价指的是（ ）

 A. 1g 食物氧化时消耗的氧量

 B. 1g 食物氧化时产生的热量

 C. 某物质氧化时，消耗 1L 氧所氧化的食物克数

 D. 某物质氧化时，消耗 1L 氧所产生的热量

 E. 某物质氧化时，耗氧量与二氧化碳产生量之比

2. 对能量代谢影响最为显著的是（ ）

 A. 寒冷 B. 高温 C. 精神活动

 D. 肌肉运动 E. 进食

3. 一般情况下，人体生命活动所需能量的 60% ～70% 由（ ）提供。

 A. 核酸 B. 糖蛋白 C. 糖

 D. 脂肪 E. 蛋白质

4. 测定某人的基础代谢率相对值为 +60%，你认为该患者可能患有（ ）

 A. 垂体功能低下 B. 甲状腺功能亢进 C. 肾病综合征

 D. 阿狄森病 E. 肾上腺皮质功能不全

5. 高温酷热时，机体的主要散热途径是（ ）

 A. 辐射 B. 对流 C. 传导

 D. 蒸发 E. 以上都不对

6. 给高热病人用冰袋或冰帽降温属于（ ）

 A. 增加蒸发散热 B. 增加传导散热 C. 增加对流散热

 D. 增加辐射散热 E. 增加发汗

7. 给高热病人用酒精擦浴降温属于（ ）

 A. 增加蒸发散热 B. 增加传导散热 C. 增加对流散热

 D. 增加辐射散热 E. 增加发汗

8. 对蒸发散热最有利的条件是（ ）

 A. 湿度大，风速小 B. 湿度小，风速小 C. 湿度小，风速大

 D. 湿度大，风速大 E. 温度低，风速小

9. 体温调节的基本中枢位于（ ）

 A. 脊髓 B. 延髓 C. 下丘脑

 D. 脑干网状机构 E. 中脑

10. 关于体温的生理变异的叙述，错误的是（　　）

    A. 一天中，以清晨时体温最高

    B. 成年女子体温比男子高

    C. 成年女子体温的月周期变化与孕激素的周期性分泌有关

    D. 老年人的体温低于正常成年人

    E. 麻醉手术期间体温易受环境温度影响

11. 下列正确的是（　　）

    A. 口腔温＜腋窝温＜直肠温　　　　　B. 腋窝温＜口腔温＜直肠温

    C. 直肠温＜腋窝温＜口腔温　　　　　D. 口腔温＜直肠温＜腋窝温

    E. 直肠温＜口腔温＜腋窝温

12. 在寒冷环境中机体维持体热平衡的调节方式，不包括（　　）

    A. 甲状腺激素分泌增加　　　　　　　B. 肾上腺髓质分泌增加

    C. 战栗产热　　　　　　　　　　　　D. 非战栗产热

    E. 皮肤血流量增多

13. 下列既是重要的储能物质，又是直接供能的物质的是（　　）

    A. 葡萄糖　　　　　　　　　　　　　B. 磷脂肌酸

    C. 脂肪酸　　　　　　　　　　　　　D. ATP

14. 促进机体产热的最主要的激素是（　　）

    A. 生长素　　　　　　　　　　　　　B. 胰岛素

    C. 甲状腺素　　　　　　　　　　　　D. 肾上腺素

15. 发热开始时病人常自感发冷、寒颤，最可能得原因是（　　）

    A. 产热量不变　　　　　　　　　　　B. 体温调定点上移

    C. 散热量不足　　　　　　　　　　　D. 体温调节机制障碍

16. 对能量代谢影响最显著的因素是（　　）

    A. 肌肉活动　　　　　　　　　　　　B. 精神活动

    C. 食物的特殊动力效应　　　　　　　D. 环境温度

17. 基础代谢率的测定最常用于（　　）的诊断

    A. 垂体功能低下

    B. 肾上腺皮质功能亢进

    C. 甲状腺功能亢进和低下

    D. 糖尿病

18. 关于产热和散热的叙述，错误的是（　　）

    A. 皮肤散热主要通过物理方式

    B. 环境温度高于皮肤温度时，辐射、传导、对流会加强

    C. 运动时骨骼肌产热量占总产热量的90%

    D. 环境温度低于皮肤温度时，也有蒸发散热

◇B1 型题

（1~2 题共用备选答案）

    A. 打开空调，增减衣服　　B. 发汗，寒战

1. 属于自主性体温调节的有（　　）

2. 属于行为性体温调节的有（　　）

（3~6 题共用备选答案）

A. 起效快，作用时间短　　　　B. 起效慢，作用时间长

3. 甲状腺素调节产热的特点是（　　）

4. 肾上腺素调节产热的特点是（　　）

5. 去甲肾上腺素调节产热的特点是（　　）

6. 生物激素调节产热的特点是（　　）

◇X 型题

1. 基础状态是指（　　）

    A. 清晨未进食前　　　　B. 清醒、安静　　　　C. 静卧半小时以上

    D. 环境温度 20~25℃　　E. 肌肉松弛，排除精神紧张等因素

2. 风速能明显影响散热效果的散热方式有（　　）

    A. 传导　　　　　　　　B. 对流　　　　　　　C. 辐射

    D. 发汗　　　　　　　　E. 不感蒸发

3. 影响机体能量代谢的因素有（　　）

    A. 肌肉活动　　　　　　B. 精神紧张　　　　　C. 环境温度

    D. 甲状腺的功能状态　　E. 食物的特殊动力效应

4. 影响体温的因素有（　　）

    A. 年龄　　　　　　　　B. 性别　　　　　　　C. 精神活动

    D. 肌肉活动　　　　　　E. 环境温度

5. 天气炎热时能引起（　　）

    A. 皮肤血管舒张　　　　　　　　B. 汗腺活动增强

    C. 散热量增加　　　　　　　　　D. 皮肤血流量增加

    E. 肌肉紧张度降低，产热量减少

6. 影响正常体温变动的因素有（　　）

    A. 年龄　　　　　　　　B. 肌肉活动　　　　　C. 性别

    D. 昼夜节律　　　　　　E. 情绪激动、精神紧张及进食

7. 下列可直接影响皮肤散热的因素是（　　）

    A. 环境温度　　　　　　B. 空气温度　　　　　C. 风速

    D. 机体缺氧　　　　　　E. 衣着

8. 当体温低于体温调定点规定数值时，将出现（　　）

A. 皮肤血管收缩　　　　B. 发汗　　　　C. 肾上腺素分泌增加

D. 寒战　　　　E. 脂肪合成增加

◇ **名词解释**

1. 食物的热价
2. 体温
3. 食物的氧热价
4. 呼吸熵
5. 非蛋白呼吸熵
6. 基础代谢率

◇ **简答题**

1. 临床上常用的人体体温测量部位有哪些？其正常值各是多少？
2. 根据散热原理，如何给高热病人降温？
3. 简述人体的散热器官和散热方式。
4. 什么是食物特殊动力效应？正常情况下三种营养物质的特殊动力效应各为多少？
5. 为什么发热病人常伴有寒战反应？

综合目标自
测题及答案

附　录

附录一　人体解剖生理学实验实训报告参考格式

＊＊＊＊学院　No：＿＿＿＿＿＿

实 验 实 训 报 告

学　　科：＿＿＿＿＿＿＿＿＿＿　班级：＿＿＿＿＿＿＿

姓　　名：＿＿＿＿＿＿＿　学号：＿＿＿＿＿　同组人：＿＿＿＿

指导老师：＿＿＿＿＿＿＿　日期：＿＿＿＿＿　评　分：＿＿＿＿

项目名称	
实验实训目的	
所需仪器	
所需药品	
实验原理/方法	

提要	
实训步骤:	
实验现象、数据记录及处理:	
实训思考、小结:	
确保独立完成本实验实训报告 本人签名:	
指导老师评语: 指导老师签名:	

附录二　人体解剖生理学实验常用
药物溶液的配制与保存

1. 氯化乙酰胆碱　氯化乙酰胆碱在一般水溶液中易水解失效，但在 pH 值为 4 的溶液中则比较稳定，所以可用 5% 的 NaH_2PO_4 溶液配成 0.1% 的氯化乙酰胆碱储存液，用小瓶分装，密封冷藏，可保存约 1 年。实验前用生理盐水稀释到所需浓度即可。

2. 盐酸肾上腺素　盐酸肾上腺素在溶液中易氧化失效。若溶液为碱性，则失效更快。所以只能用生理盐水稀释，不能用任氏液或台氏液稀释。如要增加盐酸肾上腺素稀释液的稳定性，可以在溶液中添加微量（$10\sim4$ mol/L）抗坏血酸，效果显著。

3. 肝素　肝素的抗凝作用很强，常作为体内抗凝剂使用。用于试管内（体外）抗凝血时，可配成 1% 肝素生理盐水溶液取 0.1ml 加入试管内，慢慢旋转试管使溶液黏附在管壁上，加热烘干。每管能使 $5\sim10$ ml 血液不凝固。用于动物体内抗凝血时，一般剂量为大白鼠，$10\sim12$ mg/kg 体重；家兔，10 mg/kg 体重：狗，$5\sim10$ mg/kg 体重。如果肝素纯度不高或已过期，所用的剂量应增大 $2\sim3$ 倍。

参考文献

[1] 陈辉芳，易建华. 高职药学专业《人体解剖生理学》课程教学中应用多种教学方法研究 [J]. 航空军医，45 (1)，2017 (1)：42 – 43.

[2] 陈辉芳，易建华. 高职医药类专业"医学心理学"课程教学改革探讨 [J]. 航空军医，45 (20)，2017 (5)：235 – 236.

[3] 陈辉芳. 应用微生物与免疫学教程 [M]. 北京：科学出版社，2019.

[4] 陈辉芳. 应用微生物与免疫学教程 [M]. 北京：科学出版社，2018.

[5] 陈辉芳.《医药微生物与免疫学》课程工学结合教改研究 [J]. 海峡药学，2011.23 (010)：160 – 161.

[7] 郭少三. 人体解剖生理学 [M]. 北京：人民卫生出版社，2009.

[8] 岳利民. 人体解剖生理学 [M]. 北京：人民卫生出版社，2007.

[9] 楚德昌. 人体解剖生理学实验 [M]. 北京：化学工业出版社，2010.

[10] 艾洪滨. 人体解剖生理学实验教程 [M]. 北京：科学出版社，2009.

[11] 陈辉芳. 医药专业"应用微生物与免疫学"课程教学改革探究 [J]. 航空军医，2018 (44)：3 – 5.

[12] 陈辉芳. 人体解剖生理学实训指导及习题集 [M]. 上海：同济大学出版社，2019.

[13] 陈辉芳.《生物制药工艺学》课程教改研究 [J]. 中国误诊学杂志，18 (5)，2018：379 – 381.

[14] 刘求梅，陈辉芳. 人体解剖生理学 [M]. 天津：科学技术文献出版社，2016.

[15] 谭美芸，陈辉芳. 人体解剖生理学 [M]. 天津：科学技术文献出版社，2015.

[16] 阮仲航，陈辉芳. 基于技能培养的高职医药类专业药剂学教改研究 [J]. 医药卫生，2019 (16)：149 – 150.

[17] 徐峰. 人体解剖生理学实验 [M]. 北京：中国医药科技出版社，2008.

[18] 王小红. 机能实验教程 [M]. 西安：第四军医大学出版社，2007.

[19] 胡还忠. 医学机能学实验教材 [M]. 北京：科学出版社，2005.

[20] 陆源. 生理科学实验教程 [M]. 杭州：浙江大学出版社，2004.

[21] 傅建华. 人体解剖生理学实验 [M]. 北京：中国医药科技出版社，1999.

[22] 徐叔云. 药理学实验方法学 [M]. 北京：人民卫生出版社，2002.

[23] 杨宝峰. 药理学 [M]. 北京：人民卫生出版社，2010.

[24] 鹿怀兴. 药理学 [M]. 北京：科学出版社，2008.

[25] 黄丹丹，曹华. 人体解剖生理学实验操作与临床实训综合教程 [M]. 武汉：华中科技大学出版社，2011.

［26］Qing Zhong，Huifang Chen，etc. Dual – Function Antibacterial Micelle via Self – Assembling Block Copolymers with Various Antibacterial Nanoparticles ［J］. ACS Omega 2020（5）：8523 – 8533.

［27］高天欣，范翠红. 人体解剖生理学实验 ［M］. 北京：北京理工大学出版社，2017.

［28］窦肇华. 人体解剖学和组织胚胎学 ［M］. 北京：人民卫生出版社，2005.

［29］柏树令. 系统解剖学 ［M］. 人民卫生出版社，2001.

［30］陆源，林国华，杨午鸣. 机能学实验教程 ［M］.2 版. 北京：科学出版社，2010.

［31］张志雄. 生理学 ［M］. 上海：上海科学技术出版社，2010.